L'ambulatorio in psichiatria dell'età evolutiva

Valentina Ivancich

L'ambulatorio in psichiatria dell'età evolutiva

Screening, orientamento diagnostico, consultazione breve

Presentazione a cura di Vincenzo Guidetti

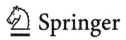 Springer

Valentina Ivancich
Neuropsichiatra Infantile, Dottore di Ricerca
Roma

ISBN 978-88-470-2702-2   ISBN 978-88-470-2703-9 (eBook)

DOI 10.1007/978-88-470-2703-9

© Springer-Verlag Italia 2012

9 8 7 6 5 4 3 2 1   2012   2013   2014

Layout copertina: Ikona S.r.l., Milano

Impaginazione: Ikona S.r.l., Milano

Springer-Verlag Italia S.r.l., Via Decembrio 28, I-20137 Milano
Springer fa parte di Springer Science+Business Media (www.springer.com)

Presentazione

La neuropsichiatria dell'infanzia e dell'adolescenza rappresenta una realtà, nel nostro Paese, che si esprime a livello universitario, ospedaliero e ambulatoriale.

Sul piano nazionale la disciplina è presente con più di 20 primariati universitari/ospedalieri e con circa 80 primariati nei servizi territoriali, oltre ad altre 150 unità subapicali collocate su base distrettuale o più spesso sul territorio. È anche nota e riconosciuta la funzione di presidio sociale che la disciplina svolge in quest'epoca, caratterizzata da gravi fenomeni di disagio psicosociale e psichiatrico giovanile e dell'infanzia, spesso connessi al verificarsi di flussi migratori molto ampi attualmente in corso. Il neuropsichiatra dell'età evolutiva si trova assai spesso a dover gestire situazioni di sviluppo in cui si presuppongono competenze che spaziano dalla Neurologia alla neuropsichiatria dello sviluppo.

L'aver mantenuto l'unitarietà della materia ha permesso ai nostri specialisti di avere una visione olistica dello sviluppo del bambino, visione che presuppone competenze variegate e profonde che spiegano il successo, in tutta Europa, di coloro che si sono formati nelle scuole di specializzazione italiane. La visione "unitaria" dello sviluppo è il frutto di aspetti culturali che vengono da molto lontano e che, pure, sono a tutt'oggi vividi nell'esperienza quotidiana.

Il pensiero occidentale prende le mosse da un evento simbolico che permea ancora enormemente la nostra cultura. Zeus si lamenta di un terribile mal di testa, e per questo chiede a un altro dio, il figlio Efesto, di accorrere e aprire con un'ascia il suo cranio. Viene fuori Atena, ornata di tutto punto e completamente armata, con in mano un'ascia. Atena rappresenta la sintesi fra la profondità del pensiero di sua madre (Metis, figlia di Oceano e Teti, la dea del pensiero) e la capacità di "razionalizzare" di suo padre. Il dolore del corpo è quindi la via attraverso cui nasce la Saggezza, e con essa i nuovi contenuti che arricchiscono la mente.

La prima grande distinzione tra mente e corpo può essere ricondotta alla filosofia greca, anche se nei termini di una lettura che propone un certo equilibrio tra ambito corporeo e mentale. A Cartesio dobbiamo invece la teorizzazione della netta distinzione tra mente e corpo (dualismo cartesiano), ambito su cui ancora verte molto del dibattito filosofico e scientifico che si occupa del rapporto tra psichico e organi-co. Schopenhauer definì il problema del rapporto tra mente e corpo *the world knot*, qualcosa che va oltre le nostre possibilità di proporre soluzioni. Noi pensiamo inve-ce che le neuroscienze saranno in grado di dare risposte capaci di spiegare i sottili legami esistenti fra i due aspetti, di rispondere a quelle stesse domande formulate ori-ginariamente in termini filosofici.

La risposta a queste domande esula dallo specifico degli obiettivi che ci propo-niamo in questa sede, anche se dovremmo essere consapevoli di quella che è la no-stra "equazione implicita" (cioè i nostri modelli interpretativi del rapporto tra men-te e corpo che comunque possediamo e spesso non consapevolmente applichiamo quando affrontiamo tematiche scientifiche) nelle sue diverse componenti (individua-li, culturali, storiche). Una stessa realtà può essere analizzata da diverse angolature, tutte "vere", ma non "uniche".

Il secolo che si è da poco aperto si potrebbe, almeno in parte, definire il "secolo della genetica". Questo per l'enorme rilevanza dell'influenza dei geni sulla vita di noi tutti. Ma dobbiamo considerare la genetica come qualcosa di "immutabile" o que-sta è influenzabile dall'ambiente?

Recentissime ricerche hanno dimostrato che eventi stressanti acuti insorti nell'infan-zia (come assistere alle violenze sulla propria madre, essere oggetti di bullismo o di vio-lenze domestiche) sono in grado di influenzare la lunghezza dei telomeri cromosomi-ci. I telomeri hanno la capacità di duplicarsi e tanto più sono lunghi tanto maggiore è la possibilità di replicazione e quindi lunga e sana la vita della persona. Ebbene, è stato ri-levato che in soggetti sottoposti a violenze, la lunghezza dei telomeri risulta nettamen-te inferiore a quella dei soggetti privi di eventi stressanti nella loro storia!

Ciò sembra dimostrare che la genetica e l'epigenetica procedono di pari passo e che agire sulla prevenzione di un disturbo permette di avere una qualità della vita net-tamente migliore e costi sociali delle malattie nettamente ridotti.

Questo spiega quanto sia importante il ruolo del neuropsichiatra dello sviluppo e quanto urgente sia il bisogno di diagnosi precoci che permettano una visione d'in-sieme.

Questo volume viene incontro, appunto, a questa basilare esigenza: fornire allo specialista ambulatoriale in neuropsichiatra dello sviluppo uno strumento agile che lo aiuti a districarsi nel difficile compito che gli è richiesto.

La consultazione ambulatoriale è la cornice per il primo contatto tra neuropsichia-tra dell'età evolutiva e paziente; permette al medico di raccogliere, con varie meto-dologie, i dati necessari a sostenere il ragionamento clinico; e si conclude con una formulazione diagnostica, che costituirà la base per il seguito degli eventi (approfon-dimenti o altro).

Del presente volume potremmo elencare le seguenti caratteristiche:
- delimita il campo della neuropsichiatria dell'età evolutiva (in particolare per i suoi aspetti psichiatrici), ne sottolinea le caratteristiche specifiche, e ne illustra alcu-ni principi fondamentali e indispensabili;
- discute il ruolo e l'importanza della consultazione ambulatoriale nella pratica cli-nica, sia in grandi strutture ospedaliere o ASL sia in realtà più piccole come uno studio privato, e nei rapporti con la pediatria, ospedaliera e non;

- definisce la consultazione ambulatoriale, ne illustra gli obiettivi, e ne descrive le componenti e le procedure, in particolare il colloquio clinico nelle varie fasce di età, e quello che si potrebbe chiamare la "semeiotica" elementare in psichiatria dell'età evolutiva.

Entrando poi nello specifico, nel primo capitolo viene definito il campo della neuropsichiatria infantile, ne viene schematicamente ripercorsa la storia, e si discutono alcuni suoi principi elementari, in particolar modo il concetto di sviluppo, e come questo incida sulla pratica clinica. Brevemente vengono passati in rassegna i meccanismi patogenetici e alcune categorizzazioni/classificazioni di maggiore utilità pratica.

Il secondo capitolo entra più direttamente in argomento. Vengono definite le caratteristiche generali della consultazione ambulatoriale, di cui viene discussa l'utilità e la flessibilità: si tratta infatti di una procedura applicabile, con minime modifiche, sia in grandi strutture sanitarie sia in altri contesti. Anche la consulenza in reparto ospedaliero di pediatria utilizza metodiche e principi della consultazione ambulatoriale; nel capitolo viene esaminato questo aspetto (*liaison psychiatry*) così come, più in generale, i rapporti con la pediatria. La consultazione ambulatoriale costituisce il primo contatto con lo specialista, tanto nel corso di una regolare consultazione quanto in situazioni più particolari (*liaison psychiatry*, una consulenza in pronto soccorso, ecc.); il capitolo si conclude con un opportuno promemoria delle principali emergenze della psichiatria in età evolutiva.

Nei capitoli successivi (3, 4 e 5) si affronta la consultazione ambulatoriale dal punto di vista metodologico e pratico, a cominciare dalla prima visita, con l'essenziale fase di raccolta anamnestica. Il colloquio clinico è il quadro entro cui si svolgono praticamente tutti i contatti tra medico e paziente; un intero capitolo è perciò dedicato al colloquio con il paziente (distinguendone le caratteristiche secondo le fasce di età) e ai colloqui con altre figure (genitori e scuola). Infine, dopo la definizione della cornice (il colloquio clinico) si passa ai contenuti. Il quinto capitolo affronta la semeiotica in neuropsichiatria dell'età evolutiva, cioè le metodiche e le tecniche utilizzabili per il rilievo dei sintomi diagnostici nell'ottica di una valutazione ambulatoriale. Vengono trattati successivamente i diversi livelli di analisi di un disturbo (neurologico; neuropsicologico/cognitivo; psicopatologico), e le tecniche indicate nelle diverse fasce di età. Particolare attenzione viene prestata al gioco e al disegno, quali attività che possono fungere da strumenti sia per la valutazione cognitiva e neuropsicologica sia per l'esame psicopatologico del paziente. Viene brevemente discusso anche il ruolo dei test standardizzati in questo tipo di procedura clinica.

Il capitolo finale tratta della conclusione della consultazione ambulatoriale, descrivendone in dettaglio gli elementi fondamentali. Il primo passo è la stesura di una *sintesi*, un riassunto delle informazioni raccolte in un insieme coerente direttamente utilizzabile ai fini clinici, in primo luogo per la *formulazione diagnostica*. Questa è una formulazione conclusiva, argomentata, che esprime la valutazione del medico sul caso in esame. La formulazione diagnostica serve da base per il *colloquio di restituzione*, durante il quale il medico comunica al paziente e ai genitori l'esito della consultazione, informandoli di quanto sia emerso sulla natura del problema per cui sono venuti, fornendo la diagnosi, e dando loro le indicazioni che ne conseguono, come per esempio una richiesta di approfondimenti o un invio in terapia. Il capitolo tratta infine di una eventualità non infrequente: talora la consultazione ambulatoriale si dimostra di per sé risolutiva, assumendo le caratteristiche di una consultazione terapeutica. Questo aspetto va tenuto presente e sfruttato quando possibile (talora al paziente non serve altro; talora le risorse non permettono di offrirgli altro).

Questo libro offre l'occasione di ritornare alle "basi" della clinica in neuropsichiatria dell'età evolutiva, illustrando in dettaglio una procedura elementare, cioè la consultazione ambulatoriale, entro cui si svolge il primo contatto con il paziente e la sua famiglia. L'autore dimostra come questo primo gradino dell'iter del paziente costituisca il cardine di ogni atto clinico successivo, e talora, possa essere di per sé terapeutico; diventa evidente quanto sia importante curare questo momento della presa in carico. Vengono definiti obiettivi e funzione della consultazione ambulatoriale, ma soprattutto vengono descritti in termini molto pratici i suoi componenti costitutivi e le procedure caso per caso ai diversi livelli di analisi caratteristici della disciplina. La formulazione diagnostica diventa così l'espressione del procedimento di ricerca, analisi e sintesi operato dal neuropsichiatra dell'età evolutiva, ed esprime il suo giudizio globale del caso, incluse le proposte di presa in carico, le stime prognostiche, e gli eventuali approfondimenti ritenuti necessari. Nel colloquio di restituzione, infine, il medico trasmette a paziente e genitori quanto è emerso dalla consultazione.

Attraverso una guida pratica a questa procedura clinica di base, viene fornito un quadro che riporta a una visione unitaria, ma non limitata: lascia infatti ogni libertà di decisioni successive – approfondimenti, intervento di altre discipline mediche, o inserimento in un progetto di ricerca.

In conclusione, questo volume è uno strumento prezioso non solo per chiunque si trovi "in prima linea" ad affrontare tematiche complesse, ma anche per tutti coloro che hanno necessità di uno strumento agile che aiuti il medico a orientarsi nell'ambito dello sviluppo del bambino.

Vincenzo Guidetti
Professore di Neuropsichiatria dell'Infanzia e dell'Adolescenza
"Sapienza" Università di Roma
Presidente del Collegio dei Professori
Ordinari di Neuropsichiatria Infantile, Roma

Indice

Psichiatria, psicopatologia e sviluppo

1

1.1 Psichiatria dell'età evolutiva: definizioni, limiti, storia della disciplina

La psichiatria dell'età evolutiva, in passato detta psichiatria infantile, è una disciplina medica che si occupa dei disturbi psichici del bambino e dell'adolescente, in presenza o meno di altre patologie o deficit; il suo campo d'azione è perciò l'età evolutiva, che va per convenzione dalla nascita ai 18 anni. In Italia la psichiatria dell'età evolutiva viene esercitata dal neuropsichiatra infantile.

La definizione di *disturbo* in psichiatria si basa su una serie di criteri in gran parte legati al concetto di *normalità*. Un dato comportamento, una caratteristica del temperamento, uno stato emotivo possono dirsi normali se sono comuni alla maggioranza statistica dei soggetti di quella data età, in quel dato contesto ambientale, sociale e culturale. Un individuo è definito normale se si adatta al proprio ambiente e alle richieste cui questo lo confronta.

In termini molto generali, quando determinate cause (fattori neurologici, neuropsicologici, affettivi, caratteriali), quale che ne sia l'origine (innata o acquisita), rendono il soggetto incapace di adattarsi a richieste normali per la sua età e nel suo contesto culturale (per esempio richieste familiari, scolastiche o sociali), si può parlare di disturbo psichico. Il non-adattamento, in qualche modo, diventa un principio che, rientrando nella definizione di disturbo, contribuisce a definire il campo d'azione della psichiatria infantile. Tuttavia, non è un criterio sufficiente; perché un campo di una data disciplina medica diventi oggetto di una specializzazione autonoma a pieno titolo, occorre che soddisfi diverse condizioni (Tarjan, 1984; Thomas e Holzer, 2006). Dovrebbe infatti:

- avere una base scientifica che le sia specifica (per quanto si possa anche avvalere di conoscenze elementari proprie di altre discipline o settori);
- richiedere ai clinici che la praticano un insieme di conoscenze teoriche e abilità pratiche che sia unico e caratteristico;
- godere di una certa chiarezza concettuale che ne permetta, per quanto possibile, un insegnamento grosso modo uniforme nelle scuole di formazione.

---

[1] "Psicopatologia: scienza che studia e classifica i disturbi e le anomalie della psiche; genetica: relativo all'origine, la formazione; relativo alla genesi intesa come origine, formazione". Devoto-Oli, Dizionario della lingua italiana.

V. Ivancich, *L'ambulatorio in psichiatria dell'età evolutiva*,
DOI: 10.1007/978-88-470-2703-9_1, © Springer-Verlag Italia 2012

1

La base specifica e caratteristica della psichiatria infantile è proprio l'aspetto evolutivo: la psichiatria infantile è una psicopatologia genetica[1] che si occupa dello sviluppo e dei disturbi in un contesto evolutivo. Basandosi sulla conoscenza delle funzioni e competenze psichiche, della loro genesi e della loro evoluzione nel tempo, questa disciplina tiene conto delle potenzialità del bambino in ogni momento. Ciascuna fase evolutiva viene inquadrata nel contesto dei costanti rapporti tra organismo e ambiente (de Ajuraguerra, 1980). Lo sviluppo, quindi, è il cardine centrale e il principio che definisce la specificità della psichiatria infantile; in questo senso, la psichiatria infantile si può anche concepire come una psicopatologia dello sviluppo.

La psichiatria infantile si trova al punto di incontro di neurologia, pediatria, psichiatria generale, pedagogia, etologia e altre discipline. È una posizione di confronto e di scambio, ma anche di potenziali confusioni. Tuttavia, la psichiatria infantile non risulta da una semplice giustapposizione di teoria e metodologia di varie provenienze. Così come viene definita da una base scientifica specifica (il cui cardine è costituito dall'ottica evolutiva, quindi dallo sviluppo), così richiede effettivamente conoscenze teoriche e pratiche uniche e a lei proprie (conoscenza delle dinamiche di sviluppo, delle funzioni e della loro evoluzione, delle diverse fasi dello sviluppo sul piano psichico e fisico, delle interazioni con l'ambiente, dei diversi fattori in gioco nella eziopatogenesi, dei disturbi veri e propri; e, sul piano pratico, metodologie cliniche utili per valutare tutto ciò in bambini e ragazzi di diverse età).

Per quanto riguarda il terzo punto, infine, cioè la chiarezza concettuale e quindi l'uniformità dei curricula di formazione, la questione è più incerta. Dal punto di vista concettuale, andando oltre le differenze prevedibili da Paese a Paese (dovute a fattori storici, tradizioni universitarie, posizioni teoriche) si può fondamentalmente riconoscere una certa concordanza nelle basi concettuali, e quindi nei princìpi generali che definiscono e delimitano la disciplina (Rutter et al., 2010). Tuttavia, la questione dell'omogeneità della formazione è più incerta. Per esempio nel nostro Paese la disciplina è insegnata in scuole di specializzazione a essa dedicate (le scuole di specializzazione in Neuropsichiatria Infantile) che però all'atto pratico sembrano essere poco coordinate tra loro e avere poca comunicazione con altre discipline; mentre all'estero è quasi ovunque insegnata come indirizzo della specializzazione in Psichiatria. Inoltre, nelle scuole di specializzazione in Italia non sembra esserci molta uniformità nei curricula di insegnamento. Il risultato purtroppo è una tendenza alla frammentazione e al progressivo indebolimento della disciplina.

Nel 1937, a Parigi si svolge il primo congresso internazionale di psichiatria infantile (Patry, 1938). È in qualche modo la nascita "ufficiale" della disciplina come scienza autonoma; ed è il punto di arrivo di un lungo processo il cui inizio viene generalmente posto verso la metà del 1700-inizi del 1800.

La psichiatria infantile nasce dal convergere, essenzialmente nel corso dei due ultimi secoli, di diverse tendenze teoriche e pratiche centrate sul concetto, inizialmente nuovo e pionieristico, di bambino come individuo a pieno titolo.

Fino a tutto il 1700, circa, il bambino piccolo veniva tenuto a distanza da convenzioni sociali attorno al parto e ai primi mesi di vita (pratiche di accudimento come il mettere a balia; cure ed educazione spesso delegate ad altri, per esempio domestici); successivamente, il bambino passava subito allo status di piccolo adulto, veniva vestito come tale, ed era oggetto di attese e richieste in tal senso. L'idea che il bambino possa avere una propria identità in quanto bambino, e il concetto di specificità del periodo infantile, si sviluppano a partire dall'Illuminismo, che influenza e modifica profondamente gli atteggiamenti mentali nei confronti dell'infanzia.

Tra le correnti che si pongono alle radici della psichiatria infantile occorre dare il posto d'onore alla pedagogia e in particolare alla pedagogia speciale. In Svizzera, Pestalozzi (1746-1827), partendo dal concetto di uno sviluppo del bambino per stadi successivi, costruisce un sistema pedagogico "naturale", basato sull'idea che il bambino deve poter sperimentare in prima persona per giungere alle proprie conclusioni sulle esperienze fatte. A ogni stadio evolutivo vengono proposte esperienze educative adeguate alle caratteristiche interne di quello stadio, preventivamente studiate. Nelle scuole di Pestalozzi, dove, cosa rivoluzionaria per l'epoca, le bambine e i bambini seguono lo stesso curriculum, si stabilisce il principio che è la pedagogia a doversi adattare ai ritmi dello sviluppo normale del bambino e non viceversa.

Nello stesso periodo, i bambini con handicap, in particolare i bambini con deficit sensoriali e quelli con ritardo mentale, sono oggetto di pionieristici esperimenti pedagogici; uomini quali Pereire, Itard e Seguin mettono a punto metodiche pratiche che mirano a educare questi bambini riconoscendone i punti di forza e sfruttandoli per l'insegnamento (educazione sensoriale per i sordomuti, di Pereire; rieducazione, trattamento morale degli idioti di Seguin, il quale emigrerà negli Stati Uniti e sarà tra i pionieri dei servizi per gli handicappati in quel Paese). Nei sodalizi tra questi pedagogisti e psichiatri, quali per esempio Claparède, si possono individuare i precursori delle équipe medico-pedagogiche e delle riunioni GLH[2] nelle scuole italiane. Comunque, il campo (che diventerà col tempo la neuropsichiatria infantile) si limita a lungo alla presa in carico del ritardo mentale e di altri gravi handicap; riconoscimento e cura di disturbi psichici nei bambini e adolescenti rimangono in ogni caso non sistematici, in mano e per iniziativa di singoli isolati specialisti.

Dalla pedagogia speciale si arriva presto alla necessità di individuare i bambini che ne potrebbero trarre beneficio. Alfred Binet[3] e Theodore Simon mettono a punto, nel 1905, una scala per lo sviluppo intellettivo[4] che permette il riconoscimento di quello che allora si chiamava in vario modo e che ora si definisce *ritardo mentale* o *disabilità cognitiva*. Si tratta del primo vero e proprio test formale e dell'inizio della corrente *psicometrica*.

Il ventesimo secolo perciò comincia con la nascita della psicometria; nel secondo decennio la psichiatria dinamica inizia a far sentire la sua influenza sulla psichiatria infantile, sia in campo teorico sia sui modelli terapeutici. In parallelo, nascono i movimenti di igiene mentale e, in alcuni Paesi (come gli Stati Uniti), la *Child Guidance* la quale inaugura la tendenza a spostare la presa in carico fuori dagli istituti,

---

[2] Gruppo Lavoro Handicap: riunione operativa periodica di insegnanti, medici e altri operatori dedicati a un alunno disabile.

[3] Nasce Alfredo Binetti, a Nizza, nel 1857, quando era ancora Regno di Sardegna.

[4] La scala Binet-Simon è oggetto di diverse revisioni; nel 1916 vene ripresa da Terman e, riveduta e modificata, diventa la base della scala tuttora in uso conosciuta come Stanford-Binet.

svolgendola sul campo e rendendola disponibile, in teoria, a tutti. In campo forense, si diffonde il concetto di una giustizia minorile distinta da quella per adulti (e quindi nasce la figura del delinquente minorile).

Inoltre, sempre agli inizi del ventesimo secolo la psichiatria generale si comincia a interessare, oltre al ritardo mentale, a forme cliniche di competenza psichiatrica con esordio nell'infanzia. Sante De Sanctis, nel 1905, descrive la *demenza precocissima*; Heller la *demenza di Heller* nel 1906 (entrambe le forme morbose apparterrebbero oggi ai Disturbi Generalizzati dello Sviluppo o DGS). Progressivamente si assiste a una specie di corsa da parte degli psichiatri a isolare nuove forme cliniche. Nel 1935 Leo Kanner, un pioniere della psichiatria infantile negli Stati Uniti e direttore del primo reparto ospedaliero di psichiatria infantile di quel Paese, pubblica il suo manuale di psichiatria infantile (Kanner, 1935, 1948; Sanua, 1990). Contemporaneamente, si assiste a un progressivo raffinarsi e a un diversificarsi delle tecniche e degli approcci terapeutici: rieducazione, terapie d'ispirazione psicoanalitica, terapie d'ispirazione pedagogica, logopedia, terapie fisiche come il rilassamento, terapie cognitive e così via.

Infine, la psicologia genetica, corrente che studia le origini e la formazione delle funzioni psicologiche, conosce anch'essa dagli inizi del 1900 un'espansione notevole; ricercatori quali Wallon, Piaget, Luria, Gesell e, se si vuole, anche i Freudiani entro il quadro di riferimento della loro disciplina (A. Freud e M. Klein, in particolare), costruiscono, sulla base di accurate osservazioni, dei sistemi teorici che gettano luce sullo sviluppo secondo diverse prospettive (cognitivo-neuropsicologica nel caso di Piaget; dialettica affetti-emozioni per Wallon; società, cultura e storia per Luria) e tuttora fanno sentire la loro influenza.

Dal convergere, dal parziale sovrapporsi e interfecondarsi, di queste discipline e correnti nel corso dei decenni, nasce la psichiatria infantile come la conosciamo oggi.

In Italia, la specializzazione in Neuropsichiatria Infantile nasce inizialmente negli anni 1940-1950 come sottospecializzazione della Clinica delle Malattie Nervose e Mentali, o Neuropsichiatria, per poi acquisire una sua piena autonomia. Mentre altrove vi è presto una scissione tra Neurologia pediatrica (dipendente o da Neurologia o da Pediatria) e Psichiatria infantile (legata a Psichiatria adulti), in Italia la specializzazione rimane unica e autonoma; scelta pienamente giustificata, se si pensa alle peculiarità del tipo di disturbi che affronta, e del suo campo d'azione, l'età evolutiva. Questo ha permesso di formare specialisti dotati di un approccio completo e approfondito e più inclini a una comprensione globale dei disturbi – caratteristiche più difficilmente reperibili in un'unica figura professionale in altre parti del mondo. Purtroppo occorre dire che, in Italia, una non ottimale coordinazione tra scuole di specializzazione, università, istituzioni e territorio, e lo spezzettamento della disciplina in sotto-specializzazioni talora tendenti all'autoreferenzialità, sembra stiano portando alla frammentazione e al progressivo indebolimento della disciplina. Questo andrebbe evitato a tutti i costi perché significherebbe la perdita di conoscenze e di professionalità uniche.

1.2 Lo sviluppo come cardine del ragionamento clinico

1.2.1 Il concetto di sviluppo

Sembra opportuno ricordare, ancora una volta, che il campo d'azione della neuropsichiatria infantile è l'età *evolutiva*. Si interessa perciò di neonati, bambini, ragazzi, quali esseri umani in evoluzione, cioè che si stanno sviluppando; il concetto cardine nella definizione della disciplina è quindi lo sviluppo. Questo dato, apparentemente piuttosto ovvio, dovrebbe essere sempre tenuto a mente, perché comporta una serie di implicazioni sul piano clinico.

Etimologicamente, e a prescindere dai differenti modelli teorici a esso applicati, il termine *sviluppo* porta in sé i concetti di:
- progressiva differenziazione e graduale definizione di qualcosa che prima era meno definito e meno differenziato;
- movimento dinamico: non si è in presenza di una situazione statica, ma di una situazione che tendenzialmente si muove, cambia, sotto l'influenza di fattori interni ed esterni (questo movimento viene da alcuni suddiviso in fasi di sviluppo o stadi evolutivi);
- specificità di ogni tappa (fase o stadio) di questa progressiva differenziazione; ogni fase ha caratteristiche proprie, differenti da quelle di fasi precedenti e successive.

Sviluppo significa perciò un movimento progressivo di definizione e differenziazione, di cui ogni tappa affonda le radici in tutto quello che è successo precedentemente, e sarà a sua volta la base delle tappe successive. Ne consegue che ogni evento, sia che esso appartenga allo sviluppo normale o invece abbia carattere patologico, si inserisce nel movimento evolutivo, con ripercussioni più o meno gravi, più o meno a lungo termine.

Nella sequenza evolutiva umana si distinguono grosso modo quattro fasi:
- prima infanzia: dalla nascita ai 24 mesi (2 anni);
- età prescolare (seconda infanzia): dai 2 anni ai 5-6 anni;
- età scolare (terza infanzia): dai 5-6 anni agli 11 anni;
- adolescenza: dagli 11 anni ai 18 anni, si suddivide in preadolescenza (11-13 circa) e adolescenza (13-18).

La questione dello sviluppo psichico, la successione di fasi e la loro struttura interna sono state inquadrate da diversi modelli teorici. Jean Piaget si è interessato allo sviluppo da un punto di vista cognitivo, e ha prodotto un sistema teorico e sperimentale di grande importanza nella psichiatria dell'età evolutiva; per esempio è suo il concetto di stadio di sviluppo come viene comunemente usato in questa disciplina, e l'idea di una integrazione progressiva degli stadi precedenti in quelli successivi. Henri Wallon ipotizza una serie di fasi in cui il cardine e il motore sono lo sviluppo emotivo. Gli psicoanalisti descrivono una successione progressiva di stadi istintuali. Ne esistono altri; sono tutti modelli teorici che si differenziano per la prospettiva adottata nell'avvicinarsi all'oggetto di studio. Non si escludono a vicenda, e ciascuno porta il suo contributo alla comprensione del fenomeno.

In linea generale, si può dire che lo sviluppo della psiche avviene attraverso l'interazione dinamica di processi maturativi geneticamente determinati, biologici e psichici, i quali sono in costante interazione con l'ambiente fisico e sociale. Si tratta di un'opera di progressiva costruzione, in cui le funzioni psichiche si definiscono e si organizzano progressivamente seguendo una successione di fasi caratteristiche, ognuna delle quali integra le precedenti e prepara la successiva.

Per le finalità della clinica ambulatoriale, è utile considerare lo sviluppo psichico sia come insieme sia come sovrapposizione di livelli distinti ma strettamente interconnessi, che formano una totalità dinamica in costante movimento. Questi livelli sono:

- un livello neurologico o biologico, strettamente strutturale;
- un livello che potremmo chiamare cognitivo o neuropsicologico (anello di congiunzione con fattori biologici);
- un livello emotivo-affettivo.

Questi ultimi a loro volta includono una serie di *assi di sviluppo*, corrispondenti a diverse competenze che seguono programmi maturativi propri, ma in stretta interconnessione tra di loro. Lo sviluppo neuropsicologico, per esempio, comprende lo sviluppo delle competenze motorie, prassiche, rappresentative-simboliche del linguaggio e dell'intelligenza nel suo insieme. Queste competenze incidono, naturalmente, sui fattori di ordine affettivo, e ne vengono a loro volta influenzate.

L'unicità di ogni individuo sarà determinata dal particolare modo in cui tutti i fattori genetici, maturativi e ambientali interagiscono nel corso del tempo. Ogni situazione di difficoltà, di atipia, di patologia nasce anch'essa in questo contesto evolutivo e ne segue le regole. Una consultazione in psichiatria infantile, se vuole arrivare a una piena comprensione della natura del problema, dovrà essere perciò anche una valutazione dello status di sviluppo del paziente, e tracciare un quadro del suo assetto neuropsicologico e affettivo. Questo prende il nome di *profilo di sviluppo*. Il peso relativo dei diversi fattori dipenderà naturalmente dal tipo di problematica e dall'età.

1.2.2   Implicazioni pratiche per la clinica

La psichiatria infantile si occupa di età evolutiva; questo fatto la differenzia dalla psichiatria e dalle altre discipline mediche applicate agli adulti, perché lo sviluppo è una presenza di primo piano che comporta un certo numero di conseguenze e di vincoli. Nell'adulto, nella pratica corrente, l'organismo a tutti gli effetti può considerarsi un insieme organizzato secondo una struttura abbastanza definita, sulla quale incideranno geni, eventi avversi, agenti patogeni, a cui verrà opposta una reazione sfruttando risorse e difese a disposizione.

In età evolutiva a tutto questo si aggiunge un ulteriore grado di complessità dato dalla dinamica evolutiva: nel neonato, nel bambino, nell'adolescente la struttura dell'organismo cresce e cambia in continuazione. Questo è vero in generale, e in particolare per quello che, per brevità, si chiamerà la psiche, nelle sue varie componenti. Ciò comporta una serie di conseguenze che caratterizzano la psichiatria dell'età evolutiva (Bollea, 1980; Karmiloff-Smith, 1998; Rutter et al., 2010).

Primo: a ogni fase evolutiva corrispondono compiti evolutivi specifici; cioè a ogni età corrispondono competenze emergenti che devono essere sperimentate, consolidate e integrate ad altre competenze, e al resto del sistema; in termini figurati, esistono, nel corso dello sviluppo, degli "appuntamenti evolutivi". Queste competenze sono gli elementi costitutivi che strutturano la fase evolutiva attuale e che preparano le fasi successive. Il mancato completamento di un dato compito evolutivo all'età "giusta", quale che ne sia la causa (neuro-maturativa, lesionale, ambientale ecc.) avrà delle ripercussioni, più o meno profonde, sul resto dello sviluppo; queste possono rimanere silenti a lungo, per sfociare eventualmente anni dopo in una vulnerabilità o in una manifestazione patologica. In neuropsichiatria infantile, le difficoltà hanno una matrice evolutiva e delle conseguenze evolutive.

Per esempio: la stazione eretta e la deambulazione autonoma emergono caratteristicamente attorno ai 12-14 mesi; è bene che il bambino divenga padrone di queste competenze motorie a questa età, perché le dovrà progressivamente integrare alle competenze cognitive e affettive che si stanno parallelamente sviluppando in questo stesso momento. Camminare diventa, attraverso l'esplorazione di un ambiente sempre più grande, uno strumento cognitivo per apprendere, al servizio di una curiosità costruttiva; diventa anche, sul piano affettivo, un mezzo per sperimentare una più ampia autonomia rispetto alle figure di riferimento. Un bambino con un significativo ritardo motorio sarà, rispetto a questo, letteralmente impastoiato, con possibili conseguenze a breve e lungo termine, che possono costituire un substrato di vulnerabilità per il vicino o lontano futuro.

Una conseguenza di quanto sopra è perciò il rischio, la vulnerabilità residua lasciata da un disturbo pregresso. Un problema x (per esempio un ritardo di sviluppo), anche se subclinico, può apparentemente risolversi da solo, lasciando però un substrato di vulnerabilità che rimane silente finché nuove circostanze evolutive lo portano a manifestarsi. Un vero e proprio disturbo (per es. un disturbo specifico di apprendimento), oltre alle disabilità e problematiche che gli sono proprie, può costituire un substrato di rischio per altre patologie (i disturbi di apprendimento costituiscono spesso un rischio di psicopatologie secondarie, per esempio patologie reattive al fallimento scolastico, alla scarsa stima di sé, alla frustrazione legati al disturbo primario). Il disturbo, in neuropsichiatria infantile, può essere un campanello di allarme che dura un po', per poi spegnersi; ma il problema sottostante può mantenersi attivo e manifestarsi più tardi in un altro modo.

Secondo: ogni fase evolutiva ha specifiche caratteristiche (sul piano motorio, neuropsicologico, cognitivo, affettivo ecc.), tipiche di quella fase. Il bambino, in una data fase evolutiva, percepisce, affronta, elabora quanto gli succede, e vi reagisce con le competenze e gli strumenti propri di quella fase. Esistono per ogni fase evolutiva vulnerabilità abbastanza specifiche; ed esistono strumenti con i quali verrà espressa una situazione di disagio o di franca patologia. Perciò un dato evento (ambientale o interiore) avrà per un bambino di differenti età, significati differenti: se tocca un'area di vulnerabilità (specifica per quel bambino in quel dato momento evolutivo) potrà avere conseguenze (disagio, disturbo, patologia). Queste saranno, a loro volta, espresse in una maniera che è in parte tipica di quella data fase evolutiva, oltre a essere legata al disturbo nucleare sottostante. Per esprimere un disagio o una vera e propria patologia esistono "tavolozze" di segni e sintomi abbastanza tipiche per fascia di età, e relativamente ristrette.

In sintesi, in neuropsichiatria infantile, i disturbi hanno tipicamente una fenomenologia a geometria variabile:

- uno stesso disturbo di base potrà esprimersi in maniera differente in pazienti di età differenti. Per esempio, i disturbi depressivi in età evolutiva sono rimasti a lungo mal conosciuti perché si tendeva a cercare nel bambino (senza molto successo) la sintomatologia della depressione nell'adulto (Goodyer, 1995; Levi, 1994; Malmqvist, 1984; Rutter et al., 2010). In realtà nel bambino e nel ragazzo esistono vere e proprie patologie del tono dell'umore, caratterizzate da profondi sentimenti depressivi, che però si esprimono con una sintomatologia propria della fase evolutiva. Altro esempio: in un ritardo di linguaggio (come in altri disturbi specifici di sviluppo) il quadro cambia a seconda dell'età, perché cambia la forma di ciò che non va (il disturbo di sviluppo si esprime come alterazione di quelle abilità linguistiche che dovrebbero stare emergendo in quell'età) e perché cambia il modo in cui ciò che non va incide sul resto delle competenze e sull'insieme dello sviluppo (Fabrizi et al., 1994; Levi et al., 1982). Perciò sotto i 3 anni il quadro sarà dominato da aspetti prelinguistici, motorio-prassici e da ritardo o atipia delle prime tappe linguistiche; sotto i 4-5 anni il problema linguistico più evidente è a livello sintattico (povertà di strutture, rigidità nell'uso) e incide sui prerequisiti dell'apprendimento; dopo i 6 anni il problema linguistico diventa prevalentemente narrativo (sequenzialità, causalità, successione);
- disturbi differenti in pazienti della stessa fase evolutiva possono essere all'origine di sintomi apparentemente simili. Un bambino tenderà a esprimere un disagio o patologia in un modo abbastanza tipico dell'età. Per esempio, in età prescolare, l'iperattività motoria come *sintomo* può trovarsi nella depressione, in un disturbo d'ansia, in un disturbo reattivo a un evento sfavorevole, in un DGS, in un disturbo specifico di linguaggio e in molti altri casi, e non è affatto sempre sinonimo di *sindrome* da deficit di attenzione e iperattività (ADHD, *attention deficit hyperactivity disorder*), in realtà molto meno diffusa di quanto si pensi comunemente, se vengono rispettati con rigore i criteri diagnostici (Schachar, 1991; Handen et al., 1997; Dilsaver et al., 2003).

Terzo: in psicopatologia dell'età evolutiva, la presenza contemporanea di più disturbi, quale che sia il rapporto patogenetico tra di essi (stessa causa per entrambi, cause indipendenti, l'uno causa l'altro), è più la regola che l'eccezione. La *comorbilità* è sempre possibile, e può riguardare sia disturbi dello stesso ordine (per esempio due disturbi psicopatologici) sia disturbi di ordine diverso (per esempio un disturbo dello sviluppo e un disturbo psicopatologico: dislessia e disturbo d'ansia); quando un disturbo psichiatrico si trova in comorbilità con una disabilità cognitiva (ritardo mentale), si parla di *doppia diagnosi*. Viceversa, un altro trabocchetto clinico da tenere presente è la cosiddetta *ombra diagnostica* (Fletcher e Menolascino, 1989; Capozzi et al., 1994; Lunsky e Balogh, 2010): la presenza, in un paziente, di un disturbo principale, più grave e pervasivo, spesso può far ritenere che ogni sintomo o segno manifestato dal paziente sia da attribuire a questo disturbo; mentre potrebbe trattarsi delle manifestazioni di un altro disturbo presente in comorbilità. La diagnosi di un ritardo mentale, per esempio, a volte viene portata a spiegazione di tutto quello che fa, o non fa, il paziente, dalle difficoltà di apprendimento alle problematiche comportamentali; ma nel ritardo mentale è frequentissima la comorbilità con disturbi psicopatologici, che sono per alcuni la causa principale di comportamenti disfunzionali (AACAP, 1999; Caspi, 1998). Riconoscendo il disturbo psicopatologico per quello che è, e prendendolo in carico, si può migliorare la qualità della vita del paziente e di chi lo circonda.

Infine, l'ottica evolutiva di cui abbiamo esposto alcuni principi base fa capire quale sia l'importanza della *diagnosi precoce*, in particolare nei disturbi di sviluppo. La stretta interrelazione tra i diversi assi evolutivi fa sì che un disturbo, riconosciuto e preso in carico presto, rimanga abbastanza circoscritto; mentre, aspettando, le conseguenze potenzialmente si estendono su più assi evolutivi, incidendo su diverse competenze anche distanti, in teoria, da quelle colpite dal disturbo iniziale. Il disturbo si trasforma e diventa anche altro. Un disturbo specifico di linguaggio, per esempio, entro i 3 anni si può riconoscere e prendere in carico (Fabrizi e Levi, 1989), prevenendo problemi futuri a livello dell'apprendimento e riducendo il rischio di psicopatologia secondaria.

1.2.3 Diagnosi in età evolutiva: diagnosi di sviluppo

Una conseguenza di quanto precede è che in neuropsichiatria infantile una vera e propria diagnosi non può essere solamente nosografica, non può cioè limitarsi alla sola indicazione della presenza di un disturbo x (sulla nosografia in psicopatologia dell'età evolutiva, e relative incertezze, vedi paragrafo 1.3.1). Per avere una diagnosi che sia il più possibile rappresentativa del paziente e del suo disturbo, e soprattutto che si dimostri funzionale alla comprensione clinica e alla presa in carico, occorre associare più livelli diagnostici: il riconoscimento di un dato disturbo (diagnosi nosografica), in una persona che ha un dato assetto evolutivo (diagnosi di sviluppo) e determinate caratteristiche personali. Il concetto di diagnosi *multiassiale*, preconizzata per esempio nel DSM (*Diagnostic and Statistical Manual of Mental Disorders*) a partire dalla sua quarta revisione (DSM-IV), non è dissimile, nella sua sostanza, a questa idea di una diagnosi su più livelli, che si ritrova abbastanza precocemente in psichiatria infantile (de Ajuraguerra, 1969, 1980; Bollea, 1980).

Per farsi una corretta idea della situazione clinica, una diagnosi di sviluppo è fondamentale; quanto debba essere approfondita nei suoi dettagli dipenderà dall'età del paziente e dalla natura del disturbo. Diagnosi di sviluppo significa:

- farsi un'idea chiara dello status evolutivo attuale del paziente, sui differenti assi evolutivi (sviluppo fisiologico, neuromaturativo; motorio, cognitivo, simbolico, comunicativo, affettivo, relazionale);
- ricostruire, in dettaglio, il suo percorso di sviluppo: la storia evolutiva del paziente dalla nascita al momento della consultazione;
- possibilmente, avanzare delle ipotesi sulla possibile evoluzione futura (per lavorare sulla prevenzione di conseguenze negative).

In altre parole, è fondamentale capire qual è la situazione attuale; come ci si è arrivati; e cosa potrebbe diventare dopo. Per fare ciò occorre ricostruire in che modo, e attraverso quali passaggi, si è svolto l'iter evolutivo, con quali incidenti di percorso, appuntamenti evolutivi mancati, espressioni di vulnerabilità o disagio; e descrivere il livello di sviluppo attuale, sul piano generale e sui differenti assi, rilevando eventuali scarti tra i livelli di sviluppo nelle varie aree, e il rapporto tra livello di sviluppo ed età cronologica.

Questo, nella pratica, si ottiene tramite una raccolta anamnestica accurata, integrata da osservazioni e da prove mirate: tali sono i fondamenti della consultazione ambulatoriale, oggetto di questo manuale (Capitoli 3, 4 e 5).

La prima domanda da porsi, la più importante, è sempre: "quanti anni ha?", accompagnata dal suo corollario, "quanti anni *sembra* che abbia, a giudicare da questa competenza, da questo comportamento?". Comportamenti, sintomi, osservazioni, non hanno alcun senso se non sono riportati all'età cronologica. Un fenomeno osservato può essere normalissimo a una data età, mentre a un'altra età è sintomatico di disturbi potenzialmente seri (per esempio: ecolalie possono talora essere presenti in alcune fasi precoci del normale sviluppo del linguaggio; in bambini più grandi, sono tipiche dell'autismo). Età, livello di sviluppo – e una chiara idea di cosa sia lo sviluppo normale del bambino – costituiscono la griglia di riferimento indispensabile per attribuire a ciascun dato clinico il giusto significato.

1.2.4   Alcune considerazioni su eziologia e patogenesi in psichiatria dell'età evolutiva

La psichiatria infantile si forma, come descritto sopra, dal convergere di diverse discipline e correnti di pensiero, tra le quali naturalmente assumono un certo rilievo la neurologia e la psichiatria generale. L'influenza di queste due discipline si è estesa anche alle tendenze che le hanno, negli anni, caratterizzate; ovvero quella opposizione tra teorie "localizzatrici" e teorie "biofunzionali" per i neurologi, e tra "organicisti" e "psicogenetisti" per gli psichiatri, con un periodico alternarsi di fortuna di un punto di vista o dell'altro. Questa contrapposizione ha negli anni raggiunto eccessi al limite dell'assurdo: il campo degli organicisti ricerca strutture per qualsiasi possibile funzione o attività psichica, mentre i partigiani della psicogenesi arrivano a non prendere in considerazione le basi biologiche e strutturali della vita psichica. Ora, se è vero che l'uomo non si può ridurre a un elenco di strutture e microstrutture anatomiche, è anche vero che negare l'esistenza, nel corpo, di una componente predeterminata e strutturalmente organizzata, porta a un concetto evanescente di un essere umano privo di spessore.

In realtà, nulla impedisce alle teorie localizzatrici di convivere con le teorie funzionaliste. Non si tratta di due possibilità che si escludono a vicenda, ma di diverse chiavi di lettura di una stessa realtà, di diversi livelli di analisi. L'essere umano è un insieme dinamico, in cui coesistono vari livelli (strutturale, maturativo, funzionale ecc.), in stretto rapporto con l'ambiente circostante.

Questo è particolarmente evidente nel caso dello sviluppo del bambino, e nella patologia e psicopatologia dello sviluppo. Il livello strutturale può essere danneggiato al momento della sua formazione, o nel corso della sua maturazione, a opera di fattori endogeni o esogeni, con ripercussioni sul livello funzionale. Oltre alle strutture, il bambino si forma grazie ai legami che lo uniscono al mondo che lo circonda e alle esperienze che egli fa; perciò anche questi possono entrare in gioco nell'eziopatogenesi di un disturbo.

Cosa causa, cosa influenza un disturbo in psichiatria dell'età evolutiva? È raro poter individuare cause certe e univoche, in questo campo già articolato in cui lo sviluppo aggiunge una dimensione di complessità; è però possibile arrivare a ipotesi abbastanza convincenti su meccanismi patogenetici. Si tratta di un sistema in costante dinamismo, nel quale entrano in gioco fattori biologici, innati, sotto forma di geni, strutture e programmi maturativi geneticamente determinati; e nel quale intervengono inoltre fattori ambientali: le relazioni con i genitori, con la famiglia, l'ambiente scolastico e sociale, l'ambiente fisico. Compare quindi la stessa classica contrapposizione già citata, questa volta applicata alla determinazione della patogenesi dei disturbi psichici ed evolutivi: il dibattito innato/acquisito, o biologico/psicogeno. Si ritrova eterno oscillare del pendolo tra un polo "fisico", che ipotizza l'esistenza in ogni caso di cause riconoscibili concretamente a livello biologico (a livello di strutture, microstrutture, assetti molecolari...), e un polo "psichico" dove le cause sono funzionali, interne o esterne (ambientali).

In realtà anche in quest'applicazione le due possibilità non si escludono a vicenda, ma anzi, si può ragionevolmente dire che in ogni patologia, disturbo o problematica della psichiatria infantile si ritrovano, come è naturale, entrambi gli ordini di fattori; mentre il peso relativo dei fattori in gioco varia secondo la patologia. Per esempio, nell'eziopatogenesi di un ritardo mentale da anomalia cromosomica intervengono quasi solo fattori biologici; in un disturbo generalizzato dello sviluppo c'è una preponderanza di fattori "biologici", senz'altro, ma interviene una certa quota minoritaria di fattori ambientali; mentre un disturbo d'ansia reattivo a un trasloco sarà preponderanza di fattori "ambientali".

Perciò anche nel più "genetico" dei disturbi interverranno fattori ambientali; anche nel più funzionale, psicogeno dei disturbi esiste una quota di causalità "biologica". Tutti gli ordini di fattori possono concorrere, in misura variabile a seconda del singolo disturbo, alla sua patogenesi (Lewis, 1996; Rutter et al., 2010): il bambino o adolescente, quale che sia il suo corredo genetico (la mano di carte genetiche con cui si ritrova), quali che siano le peculiarità, difficoltà o disturbi che si ritrova, non vive in un vuoto torricelliano, ma nasce, cresce e vive in un ambiente, familiare innanzitutto, quindi sociale, con il quale interagisce e che la sua presenza modifica.

L'eziopatogenesi in psichiatria dell'età evolutiva vede perciò l'interazione di fattori individuali con circostanze familiari e ambientali. Molto schematicamente, l'esperienza sembra indicare che più un disturbo appare grave, pervasivo (cioè esteso a più assi di sviluppo, colpendo più competenze) e precoce, maggiore è l'incidenza di fattori causali di tipo organico, di origine genetica e/o lesionale.

1.3   Classificare i disturbi in psichiatria dell'età evolutiva

Classificare corrisponde a una pulsione tipicamente umana: di fronte a una massa indistinta di dati, l'uomo è portato a osservare, a mettere in ordine le sue osservazioni e a tentare di astrarre da tutto ciò dei princìpi generali che permettano di spiegare e comprendere i meccanismi sottostanti. Le classificazioni hanno una loro ragion d'essere: dovrebbero teoricamente servire per comunicare informazioni; per fare ipotesi predittive ed esplicative di un dato fenomeno; e, in medicina, per raccogliere informazioni utili per la clinica e per la ricerca. I sistemi di classificazione di una data realtà (in questo caso, problematiche e disturbi propri della psicopatologia dello sviluppo) sono potenzialmente infiniti e non ne esiste uno "giusto": tutto dipende da cosa si vuole classificare (quale sia il criterio cardine della classificazione) e dallo scopo od obiettivo della classificazione. A diversi obiettivi corrisponderanno diversi tipi di classificazione, con diversi livelli di complessità: per esempio una classificazione nosografica, categoriale, per uso clinico sarà diversa da una classificazione dimensionale a fini di ricerca.

Naturalmente si tratta di un campo di grande complessità, oggetto di studi approfonditi e di pubblicazioni: mettere a punto una classificazione può essere un processo lungo e delicato, specie quando l'obiettivo è di ottenere distinzioni sottili, precisione e validità statistica a tutta prova, e a maggior ragione in un campo complesso come la psichiatria dell'età evolutiva (Cantwell, 1996). Per quanto non tutti i sistemi di classificazione siano dettagliati e complessi, alcuni lo sono; per esempio, le stesse classificazioni nosografiche in uso in psichiatria, in cui rientrano i disturbi dell'età evolutiva. Dato che classificazioni così sofisticate richiedono la verifica di diversi criteri, spesso su più livelli di analisi, possono dimostrarsi ingombranti e poco maneggevoli per un uso sul campo.

Tuttavia, parlare di classificazioni in un libro sulla consultazione ambulatoriale, dove l'essenzialità e la praticità dei mezzi sono fattori chiave, ha comunque senso nella misura in cui determinati sistemi di classificazione o categorizzazione, scelti con cura e usati a proposito, possono avere valore nel guidare il procedimento diagnostico e il ragionamento clinico.

1.3.1   Classificazioni nosografiche: alcune osservazioni

Le classificazioni nosografiche più note sono le classificazioni sindromiche ufficiali: DSM e ICD (*International Classification of Disease*). Sono classificazioni categoriali (il disturbo c'è o non c'è), multiassiali e sindromiche: cioè rilevano un certo numero o determinati *pattern* di segni, sintomi e comportamenti clinicamente significativi che provocano disagio o disabilità. Il DSM è una classificazione di disturbi psichiatrici che comprende i disturbi propri della psichiatria dell'età evolutiva; mentre l'ICD è una classificazione ufficiale, promossa dall'Organizzazione Mondiale per la Sanità, di tutte le forme morbose nell'uomo, inclusa la psichiatria dell'età evolutiva. Sono due classificazioni note e diffuse a cui si rimanda per maggiori dettagli; ma verranno avanzate alcune considerazioni generali.

In età evolutiva, fare una diagnosi nosografica, sindromica, è una faccenda delicata. La situazione è per definizione ancora dinamica (più o meno a seconda di sindrome, gravità ed età del paziente). Questo induce spesso una comprensibile esitazione ad attribuire una "etichetta" diagnostica potenzialmente stigmatizzante a un bambino (o adolescente) che potrebbe superare il problema; esiste il rischio che non si guardi più il paziente come persona, ma solo il disturbo. D'altra parte, succede più spesso di quanto non si creda di non fare affatto una diagnosi; si parla del disturbo in termini vaghi, spesso con le migliori intenzioni di prudenza, per esempio perché ci si considera ancora in una fase diagnostica o per via dell'età del paziente. In questi casi, però, il rischio è che si agisca per negazione del problema reale. Evitare in assoluto di esprimere una diagnosi non è, alla fine dei conti, di vantaggio per nessuno: non si riconosce davvero la natura delle difficoltà del bambino, non si aiutano i genitori a capire; e può significare negare al paziente una serie di ausili a cui avrebbe diritto. In sintesi: cautela sì, negazione no.

L'approccio fenomenologico, descrittivo, di queste classificazioni garantisce, almeno teoricamente, neutralità e obiettività dell'osservatore (rispetto a classificazioni basate su un costrutto teorico). Viene descritto quello che c'è, quello che si può obiettivamente rilevare; questo non esclude di poter poi applicare a tali osservazioni uno o più modelli teorici esplicativi, per esempio un modello psicodinamico.

Considerando quanto è stato detto sullo sviluppo e le sue implicazioni per la psicopatologia, appare chiaro che una classificazione ideale dei disturbi psicopatologici del bambino e dell'adolescente dovrebbe prendere in considerazione i disturbi nel contesto dei sottostanti processi di sviluppo (Cantwell, 1996; Volkmar, 1996). Tuttavia, le classificazioni nosografiche ufficiali citate sopra, pur riconoscendo sempre più l'importanza del fattore "sviluppo" (il quale prende sempre più rilevanza nelle successive revisioni e riedizioni, per esempio con la comparsa del formato "multiassiale" e di criteri inseriti ad hoc), non lo includono davvero come principio fondamentale e centrale alla loro logica interna. È anche per questo che in età evolutiva una diagnosi nosografica, sindromica, da sola è insufficiente e andrebbe sempre associata a una diagnosi di sviluppo. Questo sarà esposto più dettagliatamente in seguito (Capitolo 6).

1.3.2 Categorizzare i disturbi secondo la gravità: l'adattamento come criterio

In psichiatria dell'età evolutiva, una difficoltà non trascurabile è lo stabilire quando un disturbo diventa tale. In termini molto schematici possono presentarsi varie forme: disturbo grave, disturbo lieve, variante della norma. Dove porre la soglia tra variante della norma e disturbo, patologia?

La soglia viene stabilita, in genere, in base a due ordini di fattori: fattori clinici (quanto il disturbo è obiettivamente tale, cioè si discosta significativamente dalla norma) e fattori "adattivi", cioè in che misura il disturbo costituisce una disabilità, perché influenza negativamente la qualità della vita del paziente.

In altri termini, si può stabilire che un paziente ha effettivamente un *disturbo* se il problema:

- è grave (valutando i singoli sintomi e, nel suo insieme, in base all'intensità);
- provoca sofferenza, disagio;
- comporta disadattamento, cioè impedisce al paziente di fare ciò che alla sua età e nel suo contesto culturale sarebbe normale fare (gioco, scuola, gratificazioni, relazioni, ruolo sociale, lavoro ecc.), costituendo perciò a tutti gli effetti una di-sabilità.

Quest'ultimo è un criterio fondamentale: è stato detto che il non-adattamento (ambientale, familiare, scolastico e sociale) è uno dei principi fondamentali che delimitano il campo della psichiatria infantile (Bollea, 1980).

Considerando perciò l'adattamento come criterio principale, assieme al fattore durata nel tempo, si può tracciare una categorizzazione dei disturbi propri della psichiatria dell'età evolutiva, distinguendo:

- disabilità o handicap (disturbi gravi, strutturati, permanenti);
- disturbi (neuropsicologici e psicopatologici): sono problemi che possono permanere a lungo, ma che se trattati non lasciano gravi esiti; se non presi in carico, o mal presi in carico, possono evolvere nelle forme più gravi sopra descritte);
- patologia silenziosa o sommersa (ci sono dei problemi, che però non sono chiaramente espressi).

Si può parlare di *disabilità* vera e propria (un tempo definita handicap) nel caso di disturbi gravi e permanenti; quando cioè si tratta di una patologia strutturata, che incide in maniera massiccia sulla qualità della vita del paziente e sulle sue capacità adattive (cioè sulla capacità di rispondere efficacemente a richieste e sollecitazioni ritenute normali per quell'età e in quel contesto culturale). Da un punto di vista nosografico, questa categoria comprende, tra le altre cose, disturbi neurologici seri e persistenti (del tipo paralisi cerebrali infantili, per esempio); disturbi sensoriali (deficit visivi e uditivi, con eventuali problematiche cognitive associate); ritardo mentale, specie nelle sue forme più serie; l'autismo e i disturbi generalizzati dello sviluppo (le vecchie "psicosi infantili"); ma anche forme gravi di disturbi emotivo-affettivi, di disturbi del comportamento, di disturbi neuropsicologici e di apprendimento.

I *disturbi* comprendono gran parte delle problematiche di natura neuropsicologica e psicopatologica, e alcune problematiche di altra origine. Possono manifestarsi con sintomatologie intense e durare a lungo, ma sono per definizione situazioni ancora dinamiche che, se trattate correttamente, non lasciano gravi esiti. Possono rientrare in questa categoria, per esempio: disturbi del tono dell'umore, depressione, disturbi d'ansia, disturbi evolutivi della comunicazione, del linguaggio, della motricità, disturbi del sonno, enuresi. Nella maggioranza dei casi sono problemi che si risolvono, alcuni anche senza una vera e propria terapia; ma occorre tenere presente che a seconda di come si è risolto il problema, può rimanere una vulnerabilità in età adulta. In alcuni casi possono evolvere nelle forme più gravi sopra descritte.

Rientrano nella categoria della *patologia silenziosa e sommersa* quelle situazioni in cui il bambino o ragazzo ha effettivamente dei problemi, i quali però non sono del tutto chiaramente espressi in una forma clinicamente riconoscibile. L'incidenza sulla qualità della vita è generalmente modesta. Sono situazioni in cui o c'è una predisposizione genetica sottostante, di cui si stanno osservando le manifestazioni; o c'è un disturbo che sta emergendo; o si è in presenza di un disturbo che viene mascherato socialmente. Sono tutte eventualità in cui è possibile che prima o poi si arrivi a un disturbo conclamato, così come è possibile che il problema si riassorba integrandosi in un percorso di sviluppo più o meno normale.

Un disturbo importante in termini di intensità, con sintomi eclatanti e ad alta visibilità sociale probabilmente arriva abbastanza presto all'attenzione dello specialista, spesso direttamente. Invece pediatra e medico di base si confrontano spesso con le eventualità di disturbi lievi e di varianti della norma; sono le più difficili da distinguere tra loro, ed esiste un rischio di sottovalutare il problema non riconoscendo un disturbo come tale. Su un altro piano, si potrebbe supporre che quanto più il problema viene segnalato da una sintomatologia vistosa, tanto più la situazione è seria. Questo non è sempre vero; dipende dalla natura del problema e dalle capacità del bambino di esprimere il disagio o disturbo. Esistono disturbi molto gravi, nelle loro possibili conseguenze, che tuttavia hanno una sintomatologia subdola, poco appariscente, che si corre il rischio di non rilevare o di sottovalutare.

1.3.3 Categorizzare i disturbi secondo la natura del disturbo nucleare: un checklist "psichiatrico"

Un checklist di ispirazione psichiatrica di disturbi pertinenti alla psichiatria dell'età evolutiva potrebbe distinguere:
* disturbi legati a un danno organico al SNC (di origine fisica, genetica, metabolica, infettiva ecc.);
* ritardo mentale, ritardo di sviluppo;
* disturbi generalizzati dello sviluppo;
* disturbi specifici, o settoriali, dello sviluppo;
* disturbi psicopatologici (inclusi disturbi del tono dell'umore, disturbi d'ansia ecc.);
* disturbi reattivi a un ambiente sfavorevole;
* difficoltà legate al temperamento o carattere;
* disturbi somatomorfi;
* problematiche mediche.

In questo caso i disturbi vengono categorizzati andando a considerare, una dopo l'altra, in una scala gerarchica progressiva, le possibili dimensioni o livelli (da un livello biologico, verso livelli maturativi, poi funzionali) in cui identificare il disturbo o atipia principale. Al tempo stesso, è una categorizzazione che include implicitamente un'ipotesi patogenetica circa il peso relativo dei fattori in gioco (per esempio, che un ritardo mentale sia probabilmente di origine più "biologica" di un di-sturbo psicopatologico). Non si escludono a vicenda, ma sono invece da immaginare come diversi livelli di analisi della psicopatologia dello sviluppo che si sovrappongono l'uno all'altro.

Inoltre, questo checklist costituisce una lista di eventualità da prendere in considerazione nel procedimento diagnostico e clinico al fine di procedere per vaglio, ed esclusione, di ipotesi successive mediante i dati e gli elementi che verranno via via raccolti nel corso della consultazione ambulatoriale.

1

Bibliografia

AACAP-American Academy of Child and Adolescent Psychiatry (1999) Practice Parameters for the Assessment of Children, Adolescents and Adults with Mental Retardation and Comorbid Mental disorders. J Am Acad Child Adolesc Psychiatry 38(suppl 5):5-31

Aicardi J (1998) Normal mental and behavioural development. In: Aicardi J (ed) Diseases of the nervous system in childhood. Cambridge University Press, Cambridge

Ajuraguerra de J (1980, 1969) Manuel de psychiarie de l'enfant. Masson, Paris

Bollea G (1980) Compendio di neuropsichiatria infantile. Borla, Roma

Bowlby J (1988) Developmental psychiatry comes of age. Am J Psychiatry 145:1-10

Briscoe J, Bishop D, Frazier Norbury C (2001) Phonological processing, language and literacy: A comparison of children with mild-to-moderate sensorineural hearing loss and those with specific language impairment. J Child Psychol Psychiat 42:329-340

Cantwell D (1996) Classification of child and adolescent psychopathology. J Child Psychol Psychiat 37:3-12

Capozzi F, Mazzoncini B, Sogos C, Levi G (1994) La doppia diagnosi: i disturbi psichiatrici nel ritardo mentale. Psich Inf Adol 61:401-412

Caspi A, Wright BRE, Moffitt TE, Silva PA (1998) Early failure in the labor market: childhood and adolescent predictors of underemployment in the transition to adulthood. Am Sociol Rev 63:424-451

Cicchetti D, Cohen D (1995) Developmental psychopathology. Wiley, New York

Dilsaver SC, Henderson-Fuller S, Akiskal HS (2003) Occult mood disorders in 104 consecutively presenting children referred for the treatment of attention-deficit/hyperactivity disorder in a community mental health clinic. J Clin Psychiatry 64:1170-1176

Dosen A (2005) Applying the developmental perspective in the psychiatric assessment and diagnosis of persons with intellectual disability: Part 1: Assessment. J Intellect Disabil Res 49:1-8

Fabrizi A, Levi G (1989) Intervento terapeutico tempestivo nei disturbi specifici di linguaggio: un'esperienza di 16 anni. Psich Inf Adol 56:351-363

Fabrizi A, Diomede L, LoVecchio V, Mezzalira E (1994) I disturbi specifici di linguaggio: profili psicolinguistici e problemi di sviluppo: un contributo clinico. Dipartimento di Scienze Neurologiche e Psichiatriche dell'Età Evolutiva, Roma

Fletcher RJ, Menolascino FJ (1989) Mental retardation and mental illness; assessment, treatment and services for the dually diagnosed. Lexington Books, New York

Goodyer I (1995) The depressed child and adolescent: developmental and clinical perspectives. Cambridge University Press, Cambridge

Handen BL, Janosky J, McAuliffe S (1997) Long-term follow-up of children with mental retardation/borderline intellectual functioning and ADHD. J Abnorm Child Psychol 25:287-295

Kanner L (1935, 1948) Child psychiatry. Chas. C. Thomas, Springfield.

Karmiloff-Smith A (1998) Development itself is the key to understanding developmental disorders. Trends Cogn Sci 2:389-398

Levi G (1994) Depressione in età evolutiva. In: Vella G, Siracusano A (eds) La depressione. Il Pensiero Scientifico, Roma

Levi G, Capozzi F, Fabrizi A, Sechi E (1982) Language disorders and prognosis for reading disability in developmental age. Percept Mot Skills 54:1119-1122

Lewis M (1996) (ed) Child and Adolescent Psychiatry: A Comprehensive Textbook. Williams & Wilkins, Baltimore, pp 440-457

Lunsky Y, Balogh R (2010) Dual diagnosis: a national study of psychiatric hospitalization patterns of people with developmental disability. Cana J Psychiatry 55:721-728

Malmqvist CP (1983) Major depression in childhood: why don't we know more? Am J Orthopsychiatry 53:262-268

Mazet P, Houzel D (1999) Psychiatrie de l'enfant et de l'adolescent. Maloine, Paris

Patry, FL (1938) Reports and discussion of the first international congress of child psychiatry held in Paris in July, 1937. Am J Orthopsychiatry 8:525-526. Doi: 10.1111/j.1939-0025.1938.tb06400.x

Piaget J (1926) La rappresentazione del mondo nel fanciullo. Edizioni Scientifiche Einaudi, Torino 1955

Ringeisen H, Olivier KA, Menvielle E (2002) Recogniotion and treatment of mental disorders in children: considerations for pediatric health systems. Paediatr Drugs 4:697-703

Rutter M, Bishop D, Pine D et al (2010) Rutter's child and adolescent psychiatry, 5th edn. Wiley-Blackwell, New York

Sanua VD (1990) Leo Kanner (1894-1981) The man and the scientist. Child Psychiatry Hum Dev 21:3-23. Doi: 10.1007/BF00709924

Schachar R (1991) Childhood Hyperactivity. Journal of Child Psychology and Psychiatry 32:155–191

Tarjan G (1984) Presidential address: American psychiatry: a dynamic mosaic. Am J Psychiatry 141:923-930

Thomas CR, Holzer CE (2006) The continuing shortage of child and adolescent psychiatrists. J Am Acad Child Adolesc Psychiatry 45:1023-1031

Volkmar F (1997) Classification in Child and Adolescent Psychiatry. In: Lewis M (ed) Child and Adolescent Psychiatry: A Comprehensive Textbook. Williams & Wilkins, Baltimore, pp 440-457

La consultazione ambulatoriale

2

2.1 Definizione e caratteristiche della consultazione ambulatoriale

2.1.1 Definizione

Per consultazione ambulatoriale si intende l'insieme di una prima visita e di un numero limitato di visite complementari successive (idealmente da 1 a 5), effettuate da un'unica figura di riferimento, il medico specialista, con una modalità aperta, cioè *walk-in* o su semplice appuntamento, e senza ricovero. All'origine di una consultazione ambulatoriale vi è una situazione problematica del paziente e della sua famiglia, che per vari motivi giunge a un punto critico, e che viene perciò portata all'attenzione del medico. Obiettivo della consultazione è di arrivare, in un tempo breve: 1) a un'idea chiara ed esaustiva della natura delle difficoltà attuali del paziente; 2) a un'ipotesi diagnostica; 3) alla richiesta mirata di valutazioni più approfondite, quando necessario; e 4) alle indicazioni appropriate per la presa in carico (counselling, terapia, riabilitazione, altro) fornendo per quanto possibile una risposta, perlomeno iniziale, alle richieste con cui il paziente e i suoi familiari sono arrivati. Questi obiettivi vengono perseguiti grazie a una sequenza di atti clinici che comprendono sempre una prima visita, più o meno lunga; spesso uno o più incontri successivi (colloqui con il paziente e con i genitori, eventualmente sedute aggiuntive a scopo mirato); e un colloquio di restituzione. Alla iniziale consultazione possono seguire, più avanti nel tempo, visite di controllo e di follow-up, sia programmate di volta in volta dal medico sia su richiesta del paziente.

Ogni atto clinico diagnostico idealmente ricerca un equilibrio tra sensibilità, specificità ed efficienza; deve – relativamente al livello di specializzazione in cui si colloca – essere il più possibile preciso nosograficamente, al contempo ridurre al minimo le perdite, cioè i veri "casi" che sfuggono alle maglie della rete, ma deve anche lavorare con una certa economia di mezzi e di tempo; tutto ciò deve essere fatto manovrando in modo da evitare i due opposti scogli dell'eccessiva semplificazione (pseudo-diagnosi basate sui dati di un questionario o di un singolo test, per esempio) e della frammentazione (uso a tappeto di procedure valutative e strumenti, magari anche sofisticati, ma perfettamente inutili perché non integrati in un ragionamento clinico unitario).

La consultazione ambulatoriale fornisce una cornice procedurale in cui vengo-

V. Ivancich, *L'ambulatorio in psichiatria dell'età evolutiva*,
DOI: 10.1007/978-88-470-2703-9_2, © Springer-Verlag Italia 2012

2

no, con vari mezzi, raccolti i dati che permettono la costruzione di un simile ragionamento clinico unitario; questo a sua volta porta a orientare il paziente verso le procedure di secondo livello necessarie nel suo caso (approfondimenti, valutazioni tecniche, esami strumentali ecc.), o a indirizzarlo direttamente al percorso riabilitativo/terapeutico più indicato (il che spesso, nella pratica, diventa un necessario compromesso tra l'intervento che sarebbe più efficace per il tipo di disturbo/difficoltà che ha il paziente e quello che è disponibile sul territorio). Quindi, il concetto di "consultazione ambulatoriale" si applica a molte possibili realtà (strutture pubbliche, ma anche determinate fasi di una consultazione presso uno studio privato) che hanno in comune un certo numero di caratteristiche.

2.1.2   Caratteristiche della consultazione ambulatoriale; differenze con altre procedure cliniche

Tipicamente, la consultazione ambulatoriale è il primo punto di contatto del paziente e della sua famiglia con la psichiatria infantile, sia a livello di un servizio specialistico pubblico o di uno studio privato. La richiesta è, di conseguenza, spesso generica (arriva "di tutto"). Si tratta di pazienti e dei loro genitori che, o direttamente o su invio del medico curante o del pediatra, portano allo specialista una situazione di disagio più o meno marcato o di franco disturbo di cui o si sono resi consapevoli da soli o sono stati avvertiti da terzi (scuola, medici...). Di fronte a tale richiesta, la consultazione ambulatoriale permette di operare uno screening (filtrare situazioni di effettiva pertinenza nel neuropsichiatra infantile, da altre, non specifiche), ottenere un orientamento diagnostico che permetta, dove necessario, di operare invii mirati e motivati, sia per valutazioni più approfondite sia direttamente per una presa in carico terapeutica o riabilitativa. Infine, la consultazione ambulatoriale in alcuni casi può essere autoconclusiva: quando rileva una situazione di normalità (il problema non è un problema), quando viene interrotta su iniziativa del paziente e, caso più interessante, nelle occasioni, non infrequenti, in cui si dimostra di per sé risolutiva, costituendo una forma di counselling o terapia breve. Questa eventualità è uno dei vantaggi della consultazione ambulatoriale; offre alle richieste del paziente/famiglia uno spazio strutturato, ma non rigido, dedicato proprio a ricostruire le problematiche e comprenderne la natura, a monte di prese in carico di altro tipo, più definite.

Una caratteristica della consultazione ambulatoriale in psichiatria dell'età evolutiva è che, a differenza di quanto avviene nella maggior parte delle altre branche della medicina, è necessario inserire nel quadro della consultazione diverse persone oltre al paziente: in ogni caso i genitori (o comunque gli adulti con cui vive il paziente, e che ne sono responsabili); talora, direttamente o indirettamente, anche altre figure, come per esempio gli insegnanti. Questo è necessario perché le peculiarità proprie di questa disciplina rendono necessario raccogliere informazioni su cui il soggetto stesso non può avere le idee chiare (dati di anamnesi fisiologica che riguardano i primi anni di vita, per esempio) e che bisogna quindi chiedere ad altri (i genitori). Inoltre, per formarsi un quadro il più possibile completo ed esatto, bisogna tenere conto di molteplici punti di vista sul soggetto stesso e sulle sue difficoltà, e del ruolo delle varie persone coinvolte. Infine, l'ambiente in cui vive il paziente – in primis la sua famiglia stretta – ha sempre un suo ruolo e incide in misura maggiore o minore su disturbi, disagio o problematiche (e viceversa); perciò è indispensabile farsi un'idea di tale ambiente (attraverso l'incontro della prima visita, per esempio, o il colloquio con i genitori).

Mentre gli interlocutori di una consultazione ambulatoriale sono diversi (il paziente, i suoi genitori, altre figure), idealmente la consultazione viene svolta da un'unica figura professionale: il medico specialista.

In primo luogo, la figura più adatta a questa particolare fase della presa in carico è in effetti il medico specialista. Non si tratta già di un approfondimento focalizzato su un dato aspetto o che richieda la padronanza di conoscenze scientifiche di nicchia o di una tecnica particolare; al contrario, si tratta di un esame *esauriente* e *complessivo*, in un'ottica propria della psichiatria infantile, ove il fine è di delineare un quadro del paziente e del suo status fisico, evolutivo e psichico, definire la natura del problema per il quale viene, e orientare la successiva presa in carico. Per perseguire questi obiettivi è opportuna una formazione medica, una conoscenza specialistica di psichiatria dell'età evolutiva e per quanto possibile una buona dose di esperienza. Si tratta di un ambito con particolarità che lo rendono unico e che si riflettono nelle competenze dello specialista: conoscenza ad ampio spettro dello sviluppo normale e delle sue atipie; capacità di valutare una situazione clinica secondo più livelli di analisi (tanto per cominciare: somatico, neuropsicologico, psicopatologico); capacità di raccogliere e di utilizzare informazioni da più fonti, trattando con varie figure e gruppi (paziente, genitori, famiglia nel suo insieme; medico di base; scuola); e la capacità di comunicare con pazienti molto giovani, spesso bambini, adattandosi alla loro età e al livello di sviluppo, e non limitandosi al "problema" ma riuscendo a entrare in contatto con il loro mondo interiore, con i loro pensieri e sentimenti.

La consultazione ambulatoriale è una fase di primo contatto, di raccolta di informazioni, di orientamento clinico e diagnostico; non è quindi ancora il momento per l'intervento mirato di tecnici, di cui, anzi, svilirebbe la professionalità chiedendogli di svolgere un ruolo che non è il loro. Ciascuna delle professionalità tecniche attinenti alla psichiatria dell'età evolutiva (terapisti della neuro- e psicoriabilitazione in età evolutiva o TNPREE, logopedisti, psicologi ecc.) fornisce un contributo importante alla clinica, proprio per via della notevole complessità della psichiatria dell'età evolutiva, che rende fondamentale avvicinare i suoi diversi aspetti secondo varie prospettive e tecniche molto specifiche. Il personale tecnico, nelle varie discipline, ha un ruolo indispensabile da svolgere in fasi successive all'iniziale consultazione diagnostica, purché sia specificamente formato sull'età evolutiva (non è, contrariamente a quanto si può pensare, una ovvietà, tranne nel caso dei TNPREE: i curricula di formazione di molte discipline tecniche sono costruiti attorno al trattamento della patologia degli adulti, molto differente): le loro specifiche conoscenze e metodologie professionali saranno di primaria importanza, per esempio, nell'effettuare valutazioni più raffinate, richieste dal medico sulla base dell'ipotesi diagnostica raggiunta; o nell'applicare le tecniche riabilitative e terapeutiche indicate caso per caso.

La presenza di un'unica figura di riferimento nella consultazione ambulatoriale, inoltre, evita le dispersioni di informazione e perdite di tempo che derivano, quasi inevitabilmente, da organici più numerosi. Suddividendo il percorso clinico in una prima fase di consultazione e orientamento e quindi negli approfondimenti e invii mirati in funzione di un ragionamento clinico sostenuto dai dati raccolti, vengono valorizzate le professionalità specifiche di ciascuno. Questo descrive una situazione ideale; esistono probabilmente diverse realtà in strutture grandi, i cui ruoli sono in fondo simili a ciò che qui si chiama "consultazione ambulatoriale", ma in cui uno o più tecnici affiancano il medico con il compito per esempio di effettuare le valutazioni neuropsicologiche o quelle cognitive. Può anche funzionare, ma solo a condizione di una profonda intesa su ruoli e procedure, di comunicazioni all'interno dell'equipe continue e agevoli (per esempio con regolari riunioni di equipe), e di una strettissima collaborazione. Soprattutto, deve esserci un'unica figura di riferimento, tra il personale medico, cui spetta il coordinamento delle operazioni e i rapporti con paziente e genitori. Ogni altro membro del personale dovrebbe, di fronte a genitori e paziente, evitare di esprimere opinioni o fornire dati, impressioni o altro, se non specificamente concordato in equipe, perché questo non fa che confondere gli interlocutori e svalutare le informazioni che verranno in effetti trasmesse. In realtà, a questo livello della presa in carico, un organico numeroso con diverse figure professionali non è particolarmente utile; può comportare perdite di tempo e dispersione di dati; sarà invece indispensabile successivamente, con il progressivo definirsi della presa in carico.

Per il medico specialista questa maniera di procedere ha un certo numero di implicazioni. In pratica, in questo modo gli si chiede di fare inizialmente tutto da sé, quindi di saper fare un po' di tutto; ma perché mai, ci si potrebbe chiedere, quando esistono terapisti a cui delegare una valutazione psicomotoria o del linguaggio, psicologi a cui richiedere un test cognitivo o della personalità, colleghi per un consulto neurologico? In effetti, il punto cruciale è proprio questo: il medico specialista, lo psichiatra dell'età evolutiva, deve avere una buona conoscenza dei diversi settori e sottosettori, dei vari approcci alla disciplina e delle varie aree tecniche e deve saper fare un po' tutto, per due motivi principali (ce ne sono altri). Primo, perché tale conoscenza gli dà gli strumenti per utilizzare al meglio e nella maniera di volta in volta più opportuna le competenze degli altri professionisti del settore, organizzandone l'intervento a proposito (sa quale esame, test o valutazione chiedere e quale figura professionale interpellare; sa leggere le risposte), integrandolo nel procedimento clinico. Secondo, è fondamentale che lo psichiatra, anche quando è da solo, sia in grado di esaminare un paziente sotto tutti i punti di vista, di fare una valutazione perlomeno preliminare dei principali aspetti pertinente al ragionamento clinico, e di giungere a una conclusione, almeno orientativa; messa da parte la consultazione ambulatoriale, non mancano le situazioni in cui bisogna arrivare a una diagnosi, almeno orientativa, in tempi rapidi e senza che sia disponibile alcun tecnico (emergenze e pronto soccorso in primis).

2.1.3 Vantaggi della consultazione ambulatoriale in clinica

La consultazione ambulatoriale è un importante strumento nella clinica dell'età evolutiva. In primo luogo, in ragione della procedura seguita. La consultazione ambulatoriale, partendo da una richiesta generica e poco differenziata, la circoscrive e la definisce permettendo di orientare con precisione ogni paziente all'iter più indicato nel suo caso. È quindi un procedimento clinico che segue una logica coerente, andando dal generale al particolare; si tratta di delineare un quadro sempre più definito e preciso, a partire dal primo contatto, incentrato sul raccogliere gli elementi fondamentali del caso (motivazioni, anamnesi), procedendo poi con gli strumenti che si hanno a disposizione (osservazione, descrizione, valutazioni mirate con strumenti clinici elementari) andando, per ipotesi successive, verso le specificità proprie di un'ipotesi diagnostica e delle sue conseguenze (invii, valutazioni o prese in carico terapeutiche).

In questo la consultazione ambulatoriale segue una procedura di tipo gerarchico per ipotesi successive, ad albero decisionale, con scelte di tipo se-allora, in armonia con l'essenza della psichiatria dell'età evolutiva quale specializzazione medica. Questa precisazione non vuole significare di dover vedere dietro ogni cosa unicamente una causalità biologica (vedi anche paragrafo 1.2.4) ma, piuttosto, viene fatta perché presuppone un ragionamento clinico centrato sul paziente in quanto individuo, nei suoi diversi livelli di funzionamento e non su un sistema teorico a priori. Il ragionamento clinico e la diagnosi si basano su quello che si può osservare in visita, rilevare con prove semplici, ricostruire attraverso la raccolta anamnestica, a diversi livelli, dalle sue componenti strutturali, biologiche, alle dinamiche maturative e agli aspetti funzionali. Questa maniera di procedere si pone a monte di qualsiasi interpretazione che si possa successivamente applicare a questi dati, evitando perciò di chiudersi nell'imbuto di una iperspecializzazione prima che sia utile o necessario farlo. Ne risulta chiarezza metodologica: l'ipotesi diagnostica viene avanzata sulla base di una serie di dati oggettivamente rilevati, che possono essere esplicitamente chiamati in causa. Peraltro, per gli stessi motivi, si tratta di una maniera di procedere che ha un alto valore didattico.

Secondo, la consultazione ambulatoriale è una maniera di procedere che rispetta il paziente. Il paziente non viene sballottato tra molteplici "operatori" dai ruoli non sempre chiaramente definiti, ma si confronta con un'unica persona (il medico specialista) il cui ruolo è chiaro, per un numero circoscritto di visite o sedute, al termine delle quali verrà data una risposta alla richiesta con cui è arrivato. La risposta può consistere in un invio per altri approfondimenti, ma sarà comunque accompagnato da spiegazioni, sarà in ogni caso un prendere in carico la situazione iniziale, e nel contempo chiarirla almeno in parte; e il referente rimane, idealmente, il medico che ha effettuato la consultazione. Si tratta di un modo di procedere che limita dispersioni di informazione, doppioni e sovrapposizioni di procedure, smarrimento del paziente e perdite di tempo in generale (vagare da un tecnico a uno specialista a uno psicologo a qualcun'altro, ciascuno dei quali tende a voler dire la sua, senza che nessuno tenga davvero le redini della situazione). In questo modo la consultazione ambulatoriale, e il medico di riferimento, costituiscono una sorta di cuscinetto tra il mondo esterno e un universo clinico di valutazioni specialistiche, approfondimenti e invii terapeutici, nel quale il paziente si troverà forse a dover entrare più a fondo.

Per motivi analoghi, la consultazione ambulatoriale è un modo di procedere che rispetta il clinico, i tecnici, i servizi specialistici nelle loro professionalità e nei loro ruoli. Il suo carattere compatto sul piano del personale, degli spazi, la sequenza logica della procedura, inserita in un ragionamento clinico unitario, permettono di utilizzare al meglio tempo e risorse, in contesti in cui entrambe le cose sono, spesso, contate. Viene evitata un'eccessiva frammentazione della procedura e delle informazioni. Ogni figura professionale viene chiamata a intervenire là dove sono indispensabili la sua preparazione ed esperienza, e non altrove: ognuno fa il proprio mestiere, dando il massimo contributo alla presa in carico del paziente.

2.2   L'ambulatorio ideale: organizzazione e struttura, status nel territorio

La consultazione ambulatoriale si svolge, ovviamente, in un ambulatorio; ma cosa si intende per "ambulatorio"? La categoria può comprendere grandi unità presenti nella sanità locale, negli ospedali, nei dipartimenti universitari, ma anche realtà più piccole. Anche in uno studio privato si svolgono quelle che nella loro essenza e obiettivi sono consultazioni ambulatoriali. In comune, queste diverse realtà hanno l'idea di un servizio, in senso generale, che funge da primo contatto tra paziente e universo medico-clinico, filtrando le richieste, definendo la natura dei problemi portati con una diagnosi orientativa, prendendo poi decisioni che indirizzano quindi nella direzione più indicata a seconda del caso. Al contempo, rimane l'idea di costituire un riferimento in dialogo con la realtà esterna da cui proviene la richiesta (medici e pediatri di base, scuola, genitori, altro) e con le realtà di destinazione: invii specifici per approfondimenti, riabilitazione, terapia, ma anche realtà non propriamente cliniche, come la scuola ecc.

Idealmente, un ambulatorio (e la consultazione ambulatoriale che vi si pratica) che fa parte di un servizio specialistico (servizio di neuropsichiatria infantile di una ASL, per esempio, o unità ospedaliera o universitaria), ne costituisce la porta d'accesso e il primo livello di presa in carico. Tutte le richieste di una consulenza di neuropsichiatria infantile (NPI) arrivano all'ambulatorio: richieste dirette del pubblico, segnalazioni della scuola, invii di medici e pediatri di base, altre modalità di invio. Una prima funzione dell'ambulatorio è, quindi, nel raccogliere queste richieste, di operare uno screening, differenziando le richieste di pertinenza del servizio da quelle che chiaramente non lo sono. Sarebbe utile avere dei canali differenti: per le richieste dirette del pubblico (cioè, quando chiamano i genitori spontaneamente o su suggerimento di qualcuno) è il caso che ci sia uno specialista a prendere la segnalazione proprio per operare questo primo, larghissimo filtro; mentre per l'invio da parte di un medico di base o un pediatra, si può supporre una maggiore precisione (e, d'altra parte, si dovrà prevedere un feedback al collega che ha inviato il caso).

Attraverso l'iter della consultazione ambulatoriale, una seconda funzione dell'ambulatorio sarà quella, in qualche modo speculare alla prima, di operare un filtro interno all'universo clinico specialistico. Al termine della consultazione ambulatoriale, definita almeno ipoteticamente la natura del problema, il paziente viene indirizzato con precisione al percorso valutativo o direttamente a quello riabilitativo/terapeutico più indicato nel suo caso. Valutazione, riabilitazione e terapia possono essere svolte internamente al servizio specialistico, oppure presso unità/strutture distaccate o esterne, a seconda della realtà locale.

Nel contesto della rete dei servizi locali, l'ambulatorio costituisce una sorta di cuscinetto tra il servizio specialistico di cui fa parte (il mondo clinico specialistico) e il mondo esterno che comprende paziente, famiglia, scuola e, in un altro ambito, il medico o pediatra di base, l'eventuale terapeuta ecc. Nei casi in cui c'è stato un invio da parte del medico di base o del pediatra, si dovrà prevedere un feedback, rispettando ovviamente le regole del segreto professionale; il contenuto, oltre che alla natura del problema, sarà tarato al destinatario (è molto diverso un feedback destinato al pediatra del paziente, rispetto a un feedback a un insegnante che ha segnalato un disagio o una possibile difficoltà di apprendimento). Ma lo specialista che compie la consultazione ambulatoriale dovrebbe a sua volta essere destinatario di feedback: da parte del tecnico, per esempio uno psicologo a cui ha richiesto una valutazione, del terapeuta a cui ha inviato un caso, e così via. Infine le visite di controllo a distanza di tempo, anche se non appartengono all'iter immediato della consultazione ambulatoriale, ne sono un'importante appendice, e richiedono di prevedere spazi appropriati. Al di là della loro ovvia funzione di verifica di un iter terapeutico, per esempio, o degli effetti di interventi di counselling familiare, gli appuntamenti di controllo permettono di mantenere il contatto con il paziente e la sua famiglia, evitando sentimenti di abbandono negli stessi.

Concretamente, l'ambulatorio ideale richiede:

- una segreteria efficace che raccolga le richieste, fissi gli appuntamenti, faccia le telefonate, rediga certificati e si occupi dell'archivio e di questioni amministrative come gli onorari o, nelle strutture pubbliche, i ticket o equivalenti. Questo punto viene citato per primo non a caso; è fondamentale, specie nelle realtà appena al di sopra della dimensione dello studio privato, se non si vuole che gli specialisti passino gran parte del loro tempo impegnati in queste attività, invece che nel visitare pazienti. Inoltre, la segreteria funge da filtro e camera di compensazione nei rapporti tra paziente/famiglia e medico, un ruolo da non sottovalutare; può rispondere ai quesiti più elementari e pratici dei pazienti (orari, istruzioni per arrivare, appuntamenti da spostare ecc.), evitando quegli abbandoni del percorso di presa in carico dovuti a comunicazioni carenti o difficoltose;
- uno o più medici specialisti esperti, ciascuno dei quali sarà responsabile dei casi a lui assegnati per l'intero iter della consultazione;
- eventualmente, in alcuni contesti (come negli ospedali universitari e altre strutture con funzioni didattiche oltre che cliniche), degli specialisti in formazione (specializzandi) da affiancare, a fini didattici, agli specialisti esperti. Vengono loro affidati compiti in proporzione al rispettivo livello nell'iter formativo, naturalmente sotto supervisione;
- se l'ambulatorio è grande, un caposervizio che funga da referente in generale e si occupi degli specializzandi (supervisore);
- personale ausiliario e di supporto, ove possibile.

Per quanto riguarda i locali, saranno necessari: una stanza d'attesa adatta alla presenza di bambini e adolescenti (specie per i bambini, pensare a mobili e materiali non pericolosi) e dei loro genitori (pensare, eventualmente, a libri e riviste); un luminoso e confortevole locale per la segreteria; e un numero di stanze per la consultazione pari al numero di medici; idealmente ogni medico dovrebbe avere una propria stanza a disposizione per l'intero arco orario della sua presenza. Inoltre bagno, macchinetta del caffè e magari un cortile o giardino (stiamo sempre scrivendo dell'ambulatorio ideale).

Questo costituisce il modulo di base dell'ambulatorio ideale; ridotto all'unità singola corrisponde allo studio privato o alla piccola unità specialistica; moltiplicato per x, diventa il grande ambulatorio generale di un servizio ospedaliero o universitario.

2.3   La consultazione ambulatoriale in altre situazioni cliniche

La psichiatria dell'età evolutiva esercitata presso uno studio privato o presso un piccolo ambulatorio pubblico prende, in buona parte, la forma di consultazione descritta nelle sezioni precedenti. In tali circostanze, a meno che non si tratti di richieste con obiettivi diversi dalla diagnosi e presa in carico (una consulenza per motivi forensi, per esempio), ogni nuovo contatto con un paziente in effetti ha buone probabilità di assumere la forma di una consultazione ambulatoriale, per quanto ovviamente nella prassi possa essere chiamata con nomi diversi e adattata da ciascun medico a seconda della propria formazione e dei pazienti che vede. Uno psichiatra dell'età evolutiva che lavora da solo si trova necessariamente nella posizione di dover svolgere da sé ogni parte o quasi della presa in carico di un paziente; e generalmente gli invii sono lasciati a un secondo momento, e limitati a quei casi ove si rendano necessarie valutazioni molto approfondite che richiedano conoscenze tecniche particolari o l'uso di strumenti o macchinari. L'invio per presa in carico riabilitativa o per terapia, quando questa non avviene presso lo stesso psichiatra dell'età evolutiva, segue lo schema generale proposto.

In una piccola struttura pubblica territoriale, a livello di un piccolo centro urbano, la situazione può, all'atto pratico, non essere dissimile. Gli organici di tali strutture variano molto da paese a paese, chiaramente, in funzione di come è organizzato il sistema sanitario pubblico; se l'unità sanitaria, oltre che dello psichiatra dell'età evolutiva, dispone anche di personale tecnico, stabilmente o su base periodica, è probabile che questo si debba occupare di tutte le richieste di valutazioni approfondite (secondo le competenze di ciascuno) che originano in un vasto territorio, e spesso anche di terapia o riabilitazione. Che, oltre a tutto ciò, abbiano la possibilità di vedere in prima battuta nuovi pazienti, decidendo autonomamente diagnosi e presa in carico (purtroppo in alcune realtà è così, a volte per necessità – assenza dello psichiatra – ma anche per disfunzionali confusioni di ruoli), sarebbe un'assurda perdita di tempo e risorse, e un utilizzo pessimo delle competenze professionali di ciascuno. Perciò, anche là dove esiste altro personale, è opportuno che la presa in carico segua una scaletta con una prima fase di consultazione ambulatoriale a opera dello psichiatra dell'età evolutiva, con gli obiettivi di accoglienza e orientamento diagnostico, seguita poi, ove necessario, dal coinvolgimento dell'equipe nel suo insieme, secondo ciò che richiede il caso e secondo le competenze di ciascuno.

In un pronto soccorso l'intervento di uno psichiatra dell'età evolutiva consegue generalmente a una richiesta di consulenza specialistica. Facilmente un quadro clinico che fa ritenere necessario ricorrere allo psichiatra dell'età evolutiva rientra nel concetto di "emergenza" (paragrafo 2.5); verranno seguite le linee di priorità dettate dalla situazione. Tuttavia, nella sua essenza, la consulenza in pronto soccorso conserva molte caratteristiche di una consultazione ambulatoriale, malgrado debba inevitabilmente adattarsi a obiettivi diversi, nell'immediato e a condizioni materiali spesso non ideali.

2.4 Lo psichiatra dell'età evolutiva e il pediatra; liaison psychiatry

In ultimo, terrei a discutere delle applicazioni della consultazione ambulatoriale di psichiatria dell'età evolutiva al di fuori delle strutture o studi dedicati a questa disciplina; cioè nella medicina di base (presso il pediatra, il medico generico) e nel contesto, ambulatoriale od ospedaliero, di altre specializzazioni (*liaison psychiatry*).

I rapporti tra pediatria e psichiatria dell'età evolutiva sono, da sempre, segnati da un certo disagio e ambivalenza; soffrono in primo luogo di una mancanza di comunicazione tra le due discipline, ascrivibile in parte a scarsa volontà, in parte all'assenza di un vocabolario in comune e in parte a una serie di stereotipi e preconcetti che, da ambo le parti, scoraggiano ogni tentativo di contatto. Tuttavia una proporzione non indifferente del lavoro del pediatra potrebbe trarre beneficio da contatti più stretti con la psichiatria dell'età evolutiva e viceversa. Nelle visite pediatriche rientrano quasi sempre, in misura maggiore o minore a seconda dei casi, anche questioni emotive, psicosociali o evolutive. I bambini con patologia cronica, quelli che hanno subito incidenti o gravi patologie acute, i disturbi dell'alimentazione, la complessa questione delle malattie a forte componente psicosomatica: sono tutte situazioni con cui si confronta abitualmente il pediatra e sono tutte situazioni in cui la presenza di concomitanti problematiche psichiatriche, emotivo-affettive è molto frequente e può intralciare terapia e guarigione. In alcuni casi, poi, un bambino viene portato in visita dal medico di base o dal pediatra per problematiche che si riveleranno direttamente sintomi di un disturbo di pertinenza della psichiatria dell'età evolutiva. Si stima che tra il 25% e il 50% delle visite pediatriche che si concludono con un "il bambino sta bene" siano motivate da problematiche psicosociali in senso lato (Granger e Stern, 1996). A questi si aggiungono quei casi in cui il bambino effettivamente è affetto da un disturbo o patologia di ordine pediatrico, a cui si aggiungono problematiche psicosociali. In un caso e nell'altro il pediatra può scegliere di non rilevare i segni e sintomi relativi a queste problematiche, ma dovrà comunque gestirne direttamente alcuni.

In linea generale, i bambini, quando sottoposti a visite mediche pediatriche, possono trovarsi in condizioni di comunicare più agevolmente se vengono incoraggiati a disegnare e giocare, per esempio fornendo semplici materiali adatti allo scopo; questo a prescindere dal motivo per cui sono lì. Un atteggiamento appropriato del medico – non giudicante, attento e interessato ma neutrale – contribuisce molto alla tessitura di un rapporto solido, che gioca un ruolo non indifferente per esempio nell'efficacia di un trattamento. Sia l'uso di gioco e disegno sia la cura nell'atteggiamento del medico, sono elementi propri della psichiatria infantile che contribuiscono alla pratica pediatrica anche quando non si tratta di fare screening per problemi psicopatologici o emotivi.

Più nello specifico, però, una conoscenza di base dei disturbi psichiatrici in età evolutiva e una formazione elementare all'uso delle tecniche della consultazione ambulatoriale possono servire al pediatra nella propria attività professionale, per individuare con maggiore precisione i casi in cui entrano in gioco questi fattori e distinguere situazioni nei limiti della normalità da casi in cui vi è probabilmente un'atipia che potrebbe richiedere attenzioni specialistiche. Alcune situazioni di disagio psicologico, intrafamiliare e sociale possono talora essere contenute e gestite dal pediatra stesso, attraverso l'applicazione di tecniche base di counselling, semplici interventi cognitivo-comportamentali e così via. Naturalmente è fondamentale – e dovrebbe fare parte della formazione elementare di cui sopra – sapere quando è il momento di inviare un paziente allo specialista o alla struttura specialistica, o di consultare un collega specialista per avere un parere. In linea generale l'invio è opportuno quando è immediatamente chiaro che il problema primario per cui viene portato il paziente è di competenza dello psichiatra dell'età evolutiva, quando ci sono sospetti di patologie gravi e complesse (per esempio disturbi generalizzati dello sviluppo o DGS), psicosi, gravi ritardi di sviluppo), quando gli interventi semplici attuabili dal medico o pediatra non hanno effetto, quando la sintomatologia persiste, e in ogni caso se è presente un rischio per il bambino (suicidio o minacce di suicidio, abuso o sospetto di abuso, e altro).

In sintesi, perciò, il medico di base e il pediatra possono trovarsi spesso confrontati a situazioni in toto o in parte di pertinenza della psichiatria dell'età evolutiva, oppure a situazioni miste o dubbie, ove un parere potrebbe essere consigliabile. Occorre saper distinguere e riconoscere tali situazioni ed effettuare almeno uno screening elementare, facendo attenzione a non confondere casi lievi con varianti della norma. L'invio è una risposta possibile, ma richiede comunque una conoscenza di base nel campo della psichiatria infantile, per sapere riconoscere il disturbo psichiatrico se è presente. L'invio allo specialista, in effetti, è razionale per i casi più complessi, per quelli gravi e quando la patologia è prevalentemente di sua pertinenza. Tuttavia, spesso, contenere o sciogliere alcune situazioni di disagio psicologico o altre può essere alla portata del medico di base, a condizione di riconoscerle e di sapere cosa fare. In questo, la formazione è importantissima: in primo luogo, informazioni chiare sull'area di competenza della psichiatria dell'età evolutiva, sulla figura dello psichiatra e su come lavora. Sarebbe auspicabile che fosse sistematicamente proposto a medici di base, pediatri e anche ad altri specialisti che si possono trovare a lavorare con i bambini un corso[1] elementare di psichiatria dell'età evolutiva, su un piano molto

---

[1] Anche diversi psichiatri dell'età evolutiva, persi in speculazioni piuttosto teoriche, trarrebbero senza dubbio beneficio da un simile corso; e anche da un corso speculare di medicina di base e pediatria: al termine della specializzazione spesso gli insegnamenti del corso di laurea in medicina sono assai lontani.

concreto: informazioni sulla disciplina, la sua area di competenza, il suo modo di lavorare; sui disturbi in generale e su quelli che più probabilmente si possono incontrare nell'esercizio generale della professione; ed elementi di procedura pratica per valutare e individuare un disturbo (tecniche della consultazione ambulatoriale in forma semplificata). Inoltre, sarebbe altrettanto fondamentale una valida coordinazione e comunicazione tra specialisti; per medici di base e pediatri la possibilità di contatti semplici e diretti (per esempio attraverso annuari ben documentati e aggiornati delle realtà presenti in loco) con psichiatri dell'età evolutiva da consultare al bisogno e a cui inviare i pazienti quando necessario e la costituzione, in ambito territoriale e locale, di gruppi di lavoro in cui pediatri e psichiatri dell'età evolutiva si possano incontrare su base periodica.

Il concetto di *liaison psychiatry* esula un po' dal discorso sulla consultazione ambulatoriale vera e propria, ma ne impiega largamente alcune tecniche. In generale si usa questo termine per definire la consulenza psichiatrica infantile in un contesto medico differente, perlopiù quello ospedaliero: per vari motivi viene richiesta la consulenza di uno psichiatra dell'età evolutiva per un bambino o adolescente ricoverato. Le motivazioni possono essere diverse: oltre alle emergenze di pronto soccorso, comprendono casi in cui è necessaria una diagnosi differenziale di disturbi somatomorfi, casi in cui in seguito a patologia somatica compare una sintomatologia psichiatrica, le consulenze psichiatriche nelle patologie somatiche croniche, nei casi di reazioni psicopatologiche a gravi malattie o traumi o nei pazienti che subiscono terapie invasive o debilitanti e il contributo dello psichiatra alla terapia di patologie correlate a situazioni stressanti, come l'asma o la rettocolite ulcerosa. La *liaison psychiatry* è un'applicazione pratica della psichiatria dell'età evolutiva in cui occorre, in tempo breve e condizioni ambientali talora non ottimali (spesso un reparto d'ospedale, con presenza di familiari, medici, infermieri ecc.), dare una risposta al quesito di chi ha chiesto la consulenza. Chiaramente anche in questo ambito è necessario che, a monte, vi sia una valida formazione di medici e altro personale ospedaliero (sapere che esiste la psichiatria dell'età evolutiva, chi è e cosa fa lo psichiatra dell'età evolutiva, come riconoscere in un paziente ricoverato una possibile problematica di pertinenza della psichiatria dell'età evolutiva ecc.), una comunicazione aperta e una sincera cooperazione.

2.5 Emergenze in psichiatria dell'età evolutiva

Per emergenze in psichiatria dell'età evolutiva si possono intendere (Tomb, 1996; Thomas, 2003):

- i quadri clinici e altre situazioni che rappresentano un pericolo o rischio immediato per il paziente, o per chi gli sta intorno, e che quindi devono essere presi in carico rapidamente, quale che sia il contesto clinico presso cui vengono inizialmente visitati;
- qualsiasi quadro clinico di pertinenza della psichiatria dell'età evolutiva che arrivi in pronto soccorso, anche quando non rappresenta comunque necessariamen-

te un pericolo immediato per il paziente (mancanza di alternative sul territorio, per esempio);
- c'è poi un'accezione più vasta di "emergenza", intesa come tratto comune di tutte quelle situazioni in cui la rottura di un equilibrio (interiore, familiare, ambientale) provochi una situazione di crisi a cui è necessario dare una risposta rapida.

Per quanto siano, nella psichiatria dell'età evolutiva, relativamente meno frequenti rispetto ad altre discipline (Lewis, 1996), le emergenze psichiatriche nelle loro definizioni più concrete (i primi due punti sopra citati) sono ovunque in aumento, a fronte di risorse e strutture specializzate considerate insufficienti (CFESS-FKG, 2010; Cooper e Masi, 2007; Gruppo lavoro regionale emergenza psichiatrica età evolutiva, 2009).

Una consulenza specialistica di psichiatria infantile richiesta da un pronto soccorso è una situazione clinica in cui si applicano, con alcuni adattamenti, gli stessi principi della consultazione ambulatoriale; e anche nel più classico degli ambulatori o degli studi possono presentarsi situazioni identificabili come "emergenze". Sembra perciò opportuno fare un breve cenno di alcuni punti chiave di questo importante aspetto della pratica clinica, rimandando a lavori più specifici per una trattazione completa (per esempio un intero numero della rivista *Child and Adolescent Psychiatric Clinics of North America* – Thomas, 2003 – è dedicato alle emergenze psichiatriche in età evolutiva, con le dovute distinzioni, legate alla diversità nelle pratiche cliniche e nelle popolazioni di riferimento).

In età evolutiva le principali situazioni che vengono considerate emergenze sono:
- tentativo di suicidio, rischio di suicidio (paragrafo 5.4.2.4);
- grave disturbo depressivo;
- abuso fisico, maltrattamento, abuso sessuale;
- psicosi acuta (vedi paragrafo 5.4.2.2) sul riconoscimento e diagnosi differenziale di sintomi quali le allucinazioni e il delirio);
- altre situazioni di gravi alterazioni del comportamento con aggressività, violenza ecc. che determinano un pericolo per il paziente e per gli altri.

Questi quadri clinici possono riguardare adolescenti, ma anche, più spesso di quanto non si pensi, bambini. L'eventuale assunzione, episodica o da lunga data, di sostanze stupefacenti o alcol costituisce un fattore di rischio e può esacerbare tali stati clinici o scatenarli (Peterson et al., 1996; Cooper e Masi, 2007). La matrice familiare e sociale-ambientale, propria di qualsiasi quadro psicopatologico, incide a maggior ragione sui quadri acuti, in età evolutiva.

Tra le situazioni sopra menzionate, alcune sono piuttosto rare al di fuori di un pronto soccorso (o struttura simile), mentre altre si potrebbero benissimo incontrare anche nel corso di una comune consultazione ambulatoriale (possono essere il motivo della consultazione o emergere per caso nel corso della stessa). Naturalmente ogni sospetto di situazioni di tale gravità andrebbe approfondito prontamente e con la massima attenzione, ma anche con prudenza.

Le priorità del medico devono in ogni caso essere:
- prendere tutte le misure necessarie per ridurre il più possibile il rischio che il paziente si faccia male/subisca un danno, e che lo subiscano altri; cioè per esempio contenere/risolvere la crisi acuta (se c'è una crisi acuta), stabilizzare la situazione con tutti i mezzi appropriati;

- capire la natura del problema/fare una diagnosi, per quanto orientativa, e impostare una valida presa in carico/terapia (quale che sia il luogo dove poi si svolgerà), in maniera da minimizzare per quanto possibile l'impatto della patologia/condizione di crisi attuale sullo sviluppo generale;
- ottemperare, là dove necessario, agli obblighi di legge.

Molto dipende dalle risorse presenti sul territorio; molti casi finiscono in un pronto soccorso e quindi in reparti ospedalieri non specializzati, per mancanza di alternative (una rete di ambulatori per adolescenti per esempio); e le strutture esistenti spesso insufficienti determineranno la forma della presa in carico.

L'abuso e il sospetto di abuso sono argomenti estremamente gravi che vanno trattati con grande attenzione e prudenza; si rimanda a trattazioni specifiche (per le linee guida italiane: SINPIA, 2007).

Bibliografia

Bernard SH, Turk J (2009) Developing mental health services for children and adolescents with learning disabilities. Royal College of Psychiatrists, London

Bollea G (1980) Compendio di neuropsichiatria infantile. Borla, Roma

Bostic JQ, King RA (2007) Clinical assessment of children and adolescents: Content and structure. In: Martin A, Volkmar F, Lewis M (eds) Lewis's child and adolescent psychiatry - A comprehensive textbook. Lippincott Williams & Wilkins, Baltimore, pp 323-344

CFESS-FKG Centre Fédéral d'Expertise des Soins de Santé - Federaal Kenniscentrum voor de Gezondheidszorg (2010) L'urgence psychiatrique pour enfants et adolescents. KCE Reports135. Retreived from https://kce.fgov.be/fr/publication/report/l%E2%80%99urgence-psychiatrique-pour-enfants-et-adolescents

Cooper JL, Masi R (2007) Child and youth emergency mental health care: a national problem. Unclaimed children revisited: Issue Brief No. 1. National Center for Children in Poverty. Columbia University, Mailman School of Public Health

Eminson M (2005) Assessment in child and adolescent psychiatry. In: Gowers SG (ed) Seminars in child and adolescent psychiatry. Royal College of Psychiatrists, London

Goldberg PE (2000) The physician-patient relationship: three psychodynamic concepts that can be applied to primary care. Arch Fam Med 9:1164-1168

Granger R, Stere E (1996) Collaboration between child psychiatrists and pediatricians. In: Lewis M (ed) Child and adolescent psychiatry, 2nd edn. Williams & Wilkins, Baltimore, pp 940-943

Gruppo di Lavoro Regionale Emergenza Psichiatrica in Età Evolutiva (2009) Rapporto strategico per gli interventi sanitari e la gestione delle emergenze psichiatriche in età evolutiva nella regione Lazio. Regione Lazio – Direzione Regionale Programmazione Sanitaria. Retrieved from: tuttosanitalazio.myblog.it/media/1475894735

Guidetti V (a cura di) (2005) Fondamenti di neuropsichiatria dell'infanzia e dell'adolescenza. Il Mulino, Bologna

Guidetti V, Galli F (2006) (eds) Neuropsichiatria dell'infanzia e dell'adolescenza - Approfondimenti. Il Mulino, Bologna

Gustafson JP (1987) The complex secret of brief psychotherapy. WW Norton & Co, New York

Lewis M (1996) Psychiatric assessment of infants, children and adolescents. In: Lewis M (ed) Child and adolescent psychiatry, 2nd edn. Williams & Wilkins, Baltimore, pp 440-457

McDermot JF, Robillard A, Cahr WF et al (1983) Cultural variations in family attitudes and their implications for therapy. J Am Acad Child Psychiatry 22:454-458

Peterson BS, Zhang H, Santa Lucia R et al (1996) Risk factors for presenting problems in child psychiatric emergencies. J Am Acad Child Adolesc Psychiatry 39:1162-1173

Ringeisen H, Olivier KA, Menvielle E (2002) Recognition and treatment of mental disorders in children: considerations for pediatric health systems. Paediatr Drugs 4:607-703

Rutter M, Bishop D, Pine D et al (2010) Rutter's child and adolescent psychiatry, 5th edn. Wiley-Blackwell, New York

SINPIA-Società Italiana di Neuropsichiatria Infantile (2007) Linee guida sugli abusi in età evolutiva: procedure operative. http://www.sinpia.eu/lineeguida/index/get/last

Sullivan HS (1953) The psychiatric interview. WW Norton, New York

Thomas LE (2003) Child Adolesc Psychiatr Clin N Am, 12. Special issue on Emergency in Child Psychiatry

Tomb DA (1996) Child psychiatric emergencies. In: Lewis M (ed) Child and adolescent psychiatry: a comprehensive textbook. Williams & Wilkins, Baltimore, pp 202-212

Tonge BJ (1998) Common child and adolescent psychiatric problems and their management in the community. MJA practice essentials, Med J Aust 168:241-248

Winnicott DW (1971) Therapeutic consultations in child psychiatry. Basic Books, New York

La prima visita

3

3.1   La consultazione ambulatoriale e la prima visita

Una consultazione ambulatoriale in neuropsichiatria dell'età evolutiva nasce generalmente dalla constatazione di una difficoltà o di una problematica più o meno chiaramente identificate da chi fa la richiesta come manifestazioni di pertinenza neuropsichiatrica. Si può dire che si arriva alla richiesta di consultazione quando la situazione, costituita dal paziente, dalla sua famiglia e dall'ambiente allargato, arriva a un punto critico, per motivi che hanno a che fare con il paziente stesso, con l'equilibrio familiare/ambientale o con entrambi (Bailey e Garralda, 1989; Picton e Karki, 2002). La richiesta e la successiva consultazione ambulatoriale costituiscono per il paziente e la sua famiglia un primo contatto con un sistema di specialisti, di tecnici e di servizi che in alcuni casi non rivedranno mai più, ma che, in altri casi, dovrà accompagnarli per un certo tempo.

L'obiettivo della consultazione ambulatoriale è quello di farsi un'idea clinica sul paziente, sulle sue difficoltà e su come si è arrivati, nel tempo, alla situazione attuale. Occorre, per quanto possibile:

* descrivere quel che succede a questo paziente, in questo momento, nel suo contesto evolutivo;
* rilevare i vari fattori in gioco;
* comprendere gli elementi nel loro giusto peso;
* e giungere a un quadro generale della situazione che, per quanto schematico, permetta di formulare un'ipotesi diagnostica valida, di richiedere con conoscenza di causa eventuali valutazioni di approfondimento e di fornire responsabili e mirate indicazioni terapeutiche.

Il paziente e i genitori del paziente dovranno ricevere e poter richiedere informazioni misurate ma chiare, nel caso del paziente formulate in maniera adatta alla sua età: per esempio, all'inizio sulle procedure pratiche della consultazione; quindi sulle conclusioni della consultazione stessa (Eminson, 2005).

Tutto questo, inoltre, dovrebbe idealmente compiersi in un numero limitato di incontri; e tutto comincia con la prima visita.

La prima visita offre un contesto semiformale in cui stabilire un rapporto con genitori e paziente, seguendo uno schema prestabilito che consente tuttavia un certo grado di flessibilità (Ivancich Biaggini, 2006). Attraverso la raccolta dell'anamnesi, si

V. Ivancich, *L'ambulatorio in psichiatria dell'età evolutiva*,
DOI: 10.1007/978-88-470-2703-9_3, © Springer-Verlag Italia 2012

3

Tabella 3.1 Punti focali della prima visita

- Circoscrivere le motivazioni per la consultazione
- Raccogliere l'anamnesi (familiare, di sviluppo, patologica)
- Esplorare il funzionamento generale del paziente nelle diverse aree di funzionamento
- Esplorare nello specifico aree che potrebbero rivelarsi patologiche

Tabella 3.2 Struttura della prima visita

- Accoglienza
- Motivazioni per la richiesta di consultazione (a parole loro)
- Raccolta dell'anamnesi:
  - anamnesi fisiologica e familiare
  - tappe dello sviluppo e stato attuale nei vari domini di funzionamento/competenza
  - anamnesi patologica: salute del paziente in generale, storia della difficoltà/problema per cui sono qui
- Breve colloquio/osservazione a tu per tu con il paziente (eventualmente)
- Conclusione

ottengono le necessarie informazioni sul paziente e sul suo sviluppo, sulla sua famiglia, e sul disturbo (Tabella 3.1). Queste informazioni, assieme alle osservazioni che il medico farà in prima visita e negli incontri successivi, andranno a costituire la materia prima del ragionamento clinico che porterà alla formulazione di un'ipotesi diagnostica.

Verrà qui descritta la prima visita secondo schemi ideali di procedura (Tabella 3.2); come dovrebbero andare le cose se tutto fosse conforme a un modello tipico. Nel mondo reale occorre saper applicare tali schemi senza snaturarli, ma con una certa flessibilità dettata dalle circostanze.

3.2   La prima visita: principi generali, accoglienza del paziente, attitudine del medico

La richiesta di una consultazione giunge, la maggior parte delle volte, dai genitori del futuro paziente, per loro iniziativa diretta, o indirettamente, su indicazione di altre figure, come gli insegnanti o il medico. Occorre tenere presente che i genitori hanno quasi sempre una buona capacità di percepire che qualcosa "non va", se non nel definire l'esatta natura del disagio; non sempre però arrivano al punto di cercare aiuto e non sempre sanno a chi chiederlo. La consultazione, spesso, risulta da un invio da parte del medico di base o del pediatra, o di un altro specialista (Graham, 1989). Soprattutto nel caso di adolescenti, la richiesta di un aiuto o di un sostegno "psi", può talora provenire dal paziente stesso (Jeammet, 1992). In genere la richiesta arriva per telefono o con altri mezzi di comunicazione a distanza, raramente di persona; ovviamente questo dipende molto dal contesto e dall'organizzazione della struttura o studio. Idealmente, si dispone di una segreteria efficace e con personale formato a gestire tali richieste operando un primo filtro a maglie molto larghe (che indirizzi le richieste evidentemente fuori tema ai servizi competenti).

Una volta giunta la richiesta di consultazione, viene fissato un appuntamento per una prima visita ambulatoriale; è buona prassi raccomandare che il paziente venga accompagnato da entrambi i genitori e senza fratelli o sorelle al seguito. Le procedure che verranno seguite a questo punto possono avere forme diverse; in particolare, occorre adattare il modo di procedere all'età del paziente e alla situazione materiale. Idealmente, si dispone di una stanza per i colloqui, attrezzata con carta, colori, giocattoli (palla, casa con personaggi, marionette, pistola giocattolo, telefono ecc.) da tenere a disposizione dei pazienti più giovani; un lettino per l'esame neurologico; e una sala d'attesa non troppo distante. Risolti i dettagli amministrativi si può procedere con la prima visita.

La prima visita idealmente si svolge in presenza del paziente e con entrambi i genitori. In che ordine si dovranno far entrare dipende soprattutto dall'età. In linea generale, è sempre bene che l'incontro iniziale con il medico che seguirà il caso avvenga con tutti presenti nella stanza di consultazione (Eminson, 2005; Kraemer et al., 2003; Guidetti, 2005). Negli adolescenti può non essere così (Jeammet, 1992), ma anche in quel caso sarebbe utile che ci fosse un momento in cui tutti assistono insieme a un incontro. Per quanto possa a prima vista apparire un'inutile complicazione, la presenza dei genitori è utile per vari motivi:

- la presenza dei genitori permette la raccolta di informazioni fondamentali per l'iter clinico, ma che sarebbe impossibile richiedere al paziente, o perché è troppo piccolo, o perché le informazioni riguardano aspetti che non può conoscere (anche un paziente preadolescente loquace e collaborante può difficilmente dare informazioni sui suoi primi anni di vita);
- la presenza dei genitori permette altresì la raccolta di informazioni sul problema per cui è stata richiesta la consultazione, di cui il paziente potrebbe non essere consapevole o non essere in grado di riferire;
- comunque, viene sentito il punto di vista dei genitori, con i quali il bambino o ragazzo vive, per cui sono una fonte importante;
- la presenza di bambino/ragazzo e genitori insieme crea una situazione in cui è possibile osservare informalmente ciò che avviene tra loro, gli stili di comunicazione, in breve le dinamiche familiari;
- e soprattutto: la prima visita così costituita obbliga a esporre apertamente preoccupazioni e motivazioni che hanno portato alla consultazione; cioè il disturbo, problema o difficoltà vengono descritti di fronte al bambino o ragazzo, le preoccupazioni dei genitori, i loro dubbi, i loro sentimenti a riguardo del figlio e del disturbo, vengono esplicitati. Questo porta diversi risultati: disinnesca l'effetto di segreto ansiogeno o colpevolizzante che spesso si crea quando "non ne vogliono parlare di fronte al bambino"; dimostra al paziente che i genitori hanno percepito il suo disagio, se ne preoccupano ecc.; e comunica a entrambi, paziente e genitori, che il problema per quanto importante, doloroso ecc., è una cosa che, con l'aiuto di un terzo attore (il medico/la consultazione), si sta affrontando. Sono comunicazioni importanti, che incidono a diversi livelli sul paziente, la famiglia e il loro rapporto con il disturbo e il servizio di psichiatria dell'età evolutiva.

In altre parole, l'esplicita richiesta di parlare di fronte al bambino permette ai genitori di esprimere apertamente le loro preoccupazioni, disinnescando l'aspetto di temibile segreto che spesso le contraddistingue, e mettendoli più in contatto con il figlio e con le sue difficoltà; viceversa, il paziente si rende consapevole di un'attenzione, un interesse dei genitori nei confronti suoi e del problema, che, preso dal suo disagio, non necessariamente percepiva con chiarezza. Infine, questo tipo di colloquio trasmette l'idea di essere infine giunti in un luogo neutrale dove è possibile, con l'aiuto di persone esperte e attente, affrontare la situazione con tutte le sue difficoltà.

Succede abbastanza spesso che i genitori siano sorpresi o che si dichiarino contrari a "parlare di fronte al bambino/ragazzo" (Ivancich Biaggini, 2006). Occorre accogliere con calma queste obiezioni, spiegare per quali motivi è bene invece parlare apertamente e tutti insieme (vedi paragrafo precedente), e se necessario insistere un po'. In visita, si affronterà l'argomento in maniera diretta e terra-terra, anche se il più delicatamente possibile, tenendo conto delle sensibilità di ciascuno. L'idea da trasmettere è: "c'è un problema, lo sanno papà e mamma e lo sai tu, può capitare a tutti di avere problemi, e fa star male, vediamo di capire di cosa si tratta e cosa si può fare per aiutarti".

Fatti entrare il paziente e i suoi genitori, il medico li accoglie verbalmente, proponendo loro di accomodarsi e mettendoli a proprio agio per quanto possibile. Occorre spiegare a grandi linee cosa avverrà nel colloquio e rimanere ricettivi e disponibili rispetto a quanto avviene nella stanza, sul piano verbale e, a maggior ragione, sul piano non verbale. La raccolta dei dati anagrafici, di alcune notizie sul nucleo familiare, sui genitori stessi (età, occupazione ecc.) può essere un buon tramite per aprire l'incontro. In un primo momento è utile non fare niente (oltre alle necessità pratiche dell'accoglienza) e osservare che iniziative prendono il paziente e i genitori; in seguito si può stabilire un contatto più diretto col paziente, offrendogli per esempio carta e matite (quale che ne sia l'età, viene in genere accettata positivamente l'idea di disegnare, ed è molto utile per vari motivi che verranno esposti in seguito), oppure un giocattolo, e osservando come si comporta mentre si procede con la prima visita. Una buona parte della prima visita sarà presa dalla raccolta anamnestica, che per sua natura coinvolge soprattutto i genitori; proponendo al paziente un'attività gli si offre uno spazio in cui ritirarsi, rimanendo però presente ai discorsi che si faranno, che riguardano lui e le sue difficoltà (Eminson, 2005; Lewis, 1996).

Una prima visita (Tabella 3.2) essenzialmente si struttura in: una fase di accoglienza, seguita dalla raccolta delle motivazioni per la richiesta di consultazione specialistica, quindi dalla raccolta dell'anamnesi, che verrà descritta in dettaglio nella sezione seguente; successivamente si potrà pensare a un breve colloquio od osservazione a tu per tu col paziente. In ogni caso, la prima visita si concluderà con una comunicazione riassuntiva di ciò che è stato fatto, che informa paziente e genitori su eventuali conclusioni di questa fase iniziale della consultazione e su quello che avverrà in seguito.

Un punto particolarmente importante è quello di prestare attenzione ai presenti e a quello che fanno, nella situazione della prima visita, sin dai primi momenti; questa prospettiva fa sì che la prima visita diventi anche una seduta informale di osservazione del nucleo familiare e dei suoi singoli membri. Come si dispongono, nella stanza, i genitori? Si siedono, rimangono in piedi, esitano nella scelta di dove mettersi? Il bambino cosa fa, dove si mette? I genitori sembrano imbarazzati, impacciati, a loro agio: che impressione trasmettono, circa il proprio stato d'animo? Sono in grado di contenere eventuali intemperanze del figlio, lo lasciano fare, oppure sembrano smarriti? Si percepisce un valido contatto affettivo? Che genere di rapporto traspare? Una rigidità educativa oppure l'eccesso contrario con un bambino che sembra abituato ad averla sempre vinta? C'è apprensione, ipervigilanza? C'è, tra i due genitori, accordo o disaccordo, rispetto a quanto viene detto in prima visita? Alcuni punti di cui prendere nota: 1) il tono emotivo generale (tensione? ansia? tristezza? rabbia?); 2) stile di comunicazione tra i presenti, verbale e non; 3) organizzazione: i genitori riescono a contenere il bambino o regna il caos? 4) grado di sensibilità e ricettività di ciascuno.

Quindi accoglienza, raccolta di motivazioni per la visita e anamnesi sono fasi della prima visita dove, in generale, è utile la presenza del paziente e dei suoi genitori. Dopo la fine della raccolta anamnestica, con un opportuno discorso di spiegazione ("ora vorrei chiedere a Carlo il suo punto di vista"/"Ora vorrei mostrare alcuni giochi a Barbara. Ti va, Barbara? Facciamo uscire mamma e papà? Guarda, si siedono proprio qua fuori ad aspettarti!") si può eventualmente chiedere ai genitori di uscire, creando le condizioni per un breve colloquio a due (o mini-seduta di osservazione) che permette, a seconda delle necessità, di indagare specifici aspetti con l'aiuto, se serve, di tecniche appropriate. Successivamente a questo mini-colloquio (nel corso del quale si ha l'occasione di definire meglio le proprie idee circa il problema del paziente e ciò che si intende fare nell'iter clinico) si richiamano i genitori nella stanza di consultazione e, sinteticamente e con termini appropriati, si spiega quello che è possibile spiegare arrivati a questo punto. A seconda dei casi si tratterà di: rassicurazioni per una situazione non patologica o subclinica o comunque gestibile senza altro intervento; un invio per la presa in carico/terapia/riabilitazione, nei casi in cui la diagnosi sia già limpida da subito; e quindi, nel caso molto frequente di una situazione verosimilmente patologica o gravemente problematica, ma per chiarire la quale non basta la prima visita, prosegue la consultazione ambulatoriale con appuntamenti successivi (colloqui, valutazioni ecc.).

Nel caso degli adolescenti la prassi cambia nella forma, se non nella sostanza, perché deve tenere conto delle specificità di questa fase evolutiva. È indicato, in questo caso, offrire sin dall'inizio, ed esplicitamente, spazi separati: il colloquio con l'adolescente, prima, il colloquio con i suoi genitori dopo. In sede ambulatoriale, di prima visita, non è necessario che siano due clinici distinti a occuparsene; può anzi essere utile che il clinico sia lo stesso, perché possa costruirsi un'impressione d'insieme in tempi rapidi. Tuttavia deve essere chiara la distinzione degli spazi, e fino a che punto si spingerà la discrezionalità (Jeammet, 1992; Lewis, 1996; Marcelli e Braconnier, 2008). Così come deve avvenire nei colloqui con un bambino, a maggior ragione l'adolescente deve sentirsi dire: "questo colloquio ha a che fare con te; quello che mi dirai rimarrà tra te e me; dovrò parlare ai tuoi genitori per avere da loro alcune notizie, e per dire loro alcune cose; a loro però non dirò nulla di quello che mi dirai senza discuterne prima con te". Se esistono motivi per cui i contenuti del colloquio verranno comunicati a terzi, questo deve essere chiaro (per esempio, scuola, motivi giudiziari ecc.).

La prima visita così strutturata, con la presenza contemporanea dei genitori e del paziente, è preferibile (specie nei bambini e nei preadolescenti) per i motivi già esposti. Tuttavia, tutto andrebbe applicato con duttilità e tatto alle circostanze: esistono altre situazioni in cui le circostanze materiali rendono difficile o impossibile una prima visita "classica" (alcune vengono discusse nel paragrafo 2.5). Per esempio, se vi sembra che ci sia una resistenza massiccia alla proposta di venire tutti e tre (genitori e paziente), se i genitori si oppongono e non si lasciano in nessun modo convincere, in breve, se il medico intuisce che insistere su questo punto rischia di significare una rottura dei rapporti con questa famiglia ancora prima dell'inizio della consultazione, può decidere di far precedere a una classica prima visita (genitori + paziente, raccolta delle motivazioni, anamnesi ecc.) un colloquio con i soli genitori; ovviamente dovrà essere esplorato con cura il perché di tanta opposizione e, appena possibile, andrà fissata nuovamente una più classica prima visita, se opportuno.

Le informazioni raccolte in prima visita, i dati anamnestici e così via, andrebbero riportati in un'apposita cartella clinica, che rimane come riferimento utile ai fini del percorso diagnostico e poi terapeutico. Durante la prima visita, in effetti, il medico passa molto tempo a scrivere, al contrario del classico colloquio clinico, durante il quale è considerato preferibile non scrivere nulla, e prendere appunti successivamente. La cartella clinica è un documento che contiene dati sensibili, è coperto dal segreto professionale e andrebbe trattato e conservato come prescritto dalla deontologia professionale e dalla legge. Oltre a prendere nota di tutto quanto è possibile (questo costituirà la cartella clinica), è inoltre utile prendere sempre nota di chi fornisce una data informazione (madre, padre, paziente stesso); anche annotando all'inizio "parla prevalentemente x" e riportando ogni eccezione. Ogni domanda dovrebbe essere fatta per un motivo, e usando il dovuto tatto. Occorre ascoltare con attenzione la risposta, prendendo nota non solo del contenuto, ma anche per quanto possibile del tono e dell'emozione con cui viene data (Canino, 1985).

Come verrà descritto in dettaglio nei capitoli seguenti, ogni dato relativo al paziente, al suo sviluppo, al suo status attuale, andrà sempre riportato all'età del paziente e alle tappe dello sviluppo normale, in età evolutiva.

3.3   Le basi: lo schema anamnestico

Lo schema anamnestico è, essenzialmente, costituito da una serie di domande abbastanza definite, per le quali è prevista una risposta aperta, con un alto grado di flessibilità sia nell'ordine in cui vengono poste sia nella possibilità di approfondire punti ritenuti di particolare importanza (Canino, 1985; Eminson, 2005; Ivancich Biaggini, 2006). Queste caratteristiche lo rendono in un certo senso comparabile a un colloquio semistrutturato.

In un primo momento della visita, è consigliabile fare parlare liberamente i presenti (i genitori, il paziente), mentre si mantiene l'attenzione anche su aspetti non verbali della comunicazione. Questa fase può essere stimolata o sollecitata da una domanda sulle motivazioni che hanno portato alla richiesta di consultazione; successivamente si passerà alle domande mirate della raccolta anamnestica vera e propria.

La successione delle domande sulle motivazioni per la consultazione e l'anamnesi (storia familiare, sviluppo fisiologico e storia del problema o disturbo per cui vengono in consultazione), segue una vecchia tradizione medica. Si usa ancora, e si usa in psichiatria dell'età evolutiva, perché effettivamente funziona: una prima visita ben condotta, con una raccolta anamnestica esauriente, elicita e raccoglie un insieme di dati fondamentali e altrimenti molto difficili da ottenere in questa forma unitaria; inoltre, può già dare indicazioni molto chiare sulla possibile diagnosi. L'insieme di questi dati costituisce una specie di istantanea del paziente, del disturbo o problema che lo colpisce e della sua famiglia, al momento della visita; unita a una ricostruzione di come si è arrivati a questo punto probabilmente, a qualche indicazione sulla natura di ciò che non va. Un'accurata raccolta anamnestica (Tabella 3.3) può inoltre avere il pregio di contribuire alla creazione di un valido rapporto tra medico e paziente (domande dettagliate denotano attenzione e interesse per il paziente, il suo disturbo e per le preoccupazioni dei presenti).

L'atteggiamento del clinico è, come altrove, fondamentale: dovrebbe mostrarsi interessato a ciò che gli viene detto, rassicurante circa le preoccupazioni di genitori e paziente, mantenendo però una certa distanza (attenzione ad atteggiamenti giudicanti, complici o collusivi). Bisogna sempre tenere presente da quale contesto sociale e culturale proviene la famiglia, oltre alle loro caratteristiche individuali; le capacità dei genitori (e del paziente) di percepire un disagio, di osservare un sintomo e di esprimersi durante la visita, possono essere pesantemente influenzate da tali fattori.

Tabella 3.3 Un esempio di schema anamnestico

Dati anagrafici del paziente: nome, cognome, data e luogo di nascita Classe, scuola frequentata Indirizzo attuale e recapiti	*Anamnesi fisiologica e di sviluppo* Gravidanza, nascita e periodo perinatale Allattamento, svezzamento Alimentazione Sonno e ritmo sonno-veglia
Motivo della segnalazione (indicarlo con le parole precise messe tra virgolette) Da chi è stato inviato?	Sfinteri Sviluppo motorio Sviluppo comunicativo e del linguaggio
Anamnesi familiare Per padre e madre: nome, cognome, età, scolarità/studi/formazione, professione Familiarità per problematiche mediche, psichiatriche, altro Stato civile: segnalare eventuali separazioni, altro Storia della coppia	Sviluppo rappresentativo e simbolico Grafismo e disegno Gioco Socializzazione, relazionalità Scuola, apprendimento Autonomie
Fratria: quanti fratelli ha il paziente? Disegnare schema genealogico	*Anamnesi patologica* - remota - prossima

3.3.1   Le motivazioni per la consultazione

Raccogliere dati anagrafici del paziente e i motivi per i quali è stato richiesto l'appuntamento: ecco in genere le battute di apertura di una prima visita. Sono domande che ci si aspetta, e la loro prevedibilità le rende innocue agli occhi degli intervistati; perciò sono utili per mettere le persone a proprio agio, smorzare imbarazzi o reticenze e iniziare il dialogo; possono persino essere, a volte, indicative (piccoli lapsus, maniera di dire le cose ecc.).

All'apertura della prima visita, o poco dopo, una domanda, rivolta un po' a tutti i presenti, sulle motivazioni che hanno spinto a richiedere la consultazione è, come si è detto, un'occasione di lasciar parlare liberamente i genitori, che forniranno la loro visione delle difficoltà del figlio; anche il paziente, in alcuni casi, che fornirà la propria visione dei fatti. Il medico potrà eventualmente intervenire in un secondo momento con domande orientate a chiarire punti specifici del loro resoconto; a questo punto, le "motivazioni per la consultazione" si possono sovrapporre in parte all'anamnesi patologica prossima (vedi paragrafo 3.3.4).

È importante prendere nota delle parole precise, poste tra virgolette, di chi risponde alla domanda sui motivi per la consultazione (per esempio: Padre: "ha problemi con la scuola"; Madre: "la maestra ci ha detto che ha una dislessia"). Ovviamente saranno stati segnati con attenzione i dati anagrafici (nome, cognome dei genitori e del paziente, età del paziente, scuola e classe frequentata; indirizzi e recapiti; e nomi e recapiti di chi ha inviato il paziente (medico, scuola). Per quanto possibile, si dovrà appuntare quanto emerge dalla visita (informazioni fornite, chi le fornisce e le osservazioni del clinico quando ce ne sono).

Naturalmente il disturbo, così come viene visto dai genitori e dal paziente, sarà spesso in primo piano. A questo punto è particolarmente importante lasciare parlare liberamente e riportare esattamente quanto viene detto, per quanto possibile; spesso tale resoconto spontaneo si dimostra piuttosto indicativo (per esempio, delle preoccupazioni di un genitore e dell'apparente indifferenza dell'altro; di un atteggiamento di entrambi di screditamento rispetto alla scuola che li ha inviati ecc.). Nel resoconto, occorrerà spesso individuare, in una massa confusa di informazioni, il fenomeno o comportamento considerato problematico; e quindi chiarire, con domande mirate, la sua storia: quando è comparso, maggiori dettagli sui sintomi, su eventuali collegamenti con fatti o situazioni ("gli succede solo a scuola?") e così via.

Inoltre, si può voler chiarire chi li ha mandati, esattamente (Cox et al., 1995): è stata un'idea loro, un invio o segnalazione da parte del medico di base o pediatra, un consiglio/sollecitazione degli insegnanti? Cosa pensano loro di questa consultazione (sono d'accordo, effettivamente c'è un problema di cui sono consapevoli; sono d'accordo a chiedere consiglio, ma sono scettici circa la presenza di un problema; non sono d'accordo, non c'è nessun problema, sono qui perché in qualche modo obbligati)? Quest'ultima è una domanda da porre a entrambi i genitori: può essere che uno sia d'accordo e l'altro no. Ci sono state precedenti visite/valutazioni di questo tipo? Quando? Perché? (Per questo o per altri motivi?) Cosa ne è emerso? C'è qualcosa di scritto, un referto, una relazione? Esplorare il punto di vista dei genitori sul problema e che misure hanno preso per affrontarlo o risolverlo, e con quale successo.

Le persone che hanno richiesto una consultazione sono spesso preoccupate, agitate, impazienti di esporre il loro problema per togliersene il peso dalle spalle; l'invito a raccontare perché sono venuti, perché hanno richiesto la visita è, in molti casi, sufficiente a innescare un resoconto dettagliato della situazione, come viene vista dalle persone coinvolte (Ivancich Biaggini, 2006). Osservare chi risponde alle domande: chi parla principalmente? Chi fa il resoconto: la madre, il padre o partecipano entrambi? Altrimenti, tentare di coinvolgere l'altro: "e lei, come la pensa?". Osservare il paziente: se è abbastanza grande da intervenire, interviene o lascia parlare i genitori? Se sta zitto, utile tentare di coinvolgerlo, questo vale anche se è piccolo, adattando la comunicazione all'età: "sai, mamma e papà ti hanno portato qui perché sono preoccupati per te, perché... Mi spieghi tu cosa è successo?" Se è un bambino grande, un preadolescente o un adolescente va sistematicamente chiesta anche a lui la propria versione dei fatti, del disturbo, e cosa ne pensa di essere stato portato in consultazione; usando tatto, e adattando la richiesta alla sua età e alla situazione, senza insistere troppo se si mostra reticente (ci saranno altre occasioni). Ovviamente, nel corso della visita andrebbero annotati anche eventuali interventi spontanei del bambino o ragazzo, cercando di situarli nel resoconto della visita.

Non sempre si ottiene un resoconto esauriente e spontaneo con il semplice stimolo di una generica domanda su "cosa li ha portati qui", e sarà necessario procedere con domande più mirate.

Da parte del medico, l'attenzione deve posarsi sia sulle comunicazioni esplicite sia, ancor più, sull'implicito e sul piano non verbale: le motivazioni che spingono una famiglia a richiedere una consultazione specialistica sono spesso più complesse di quanto appaia superficialmente, e alcuni elementi di questa complessità possono essere utili al medico per comprendere la situazione o la genesi del disagio o disturbo (Eminson, 2005; Lewis, 1996). Da quanto dura il disagio o disturbo? Perché stanno venendo in consultazione ora, in questo momento, con questa precisa richiesta? Cosa cercano veramente? Queste alcune delle domande che il medico dovrebbe farsi, mentre procede con la visita.

3.3.2 Anamnesi familiare: i genitori

Si tratta di farsi un'idea della famiglia in cui è nato e in cui vive il bambino, attraverso una sintetica descrizione dei genitori, della loro storia personale e familiare, e di eventuali patologie ricorrenti. In sintesi: nome e cognome di madre, padre, età. Sono sposati, vivono insieme, da quanto tempo? Qual è la loro situazione di coppia? Che studi hanno fatto? Qual è il loro lavoro? Qualche informazione sulle loro famiglie di origine: da dove vengono? Hanno fratelli? I propri genitori (nonni del paziente) sono in vita? Se non lo sono, cause della morte (può dare indicazioni su patologie familiari). Cercare di capire quali erano i rapporti con i propri genitori e come sono i rapporti con le famiglie di origine può dare indicazioni sulla personalità del genitore.

Oltre alle consuete domande di ordine medico su eventuali malattie ricorrenti in famiglia, chiedere sempre più specificamente se ci sono stati, nei genitori o nelle fa-

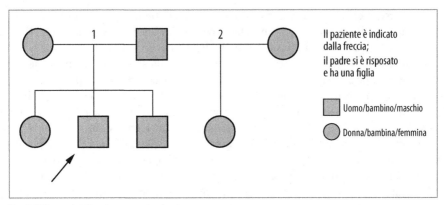

Fig. 3.1 Esempio di schema genealogico

miglie di origine, patologie neurologiche o psichiche; ritardi di sviluppo, di linguaggio, difficoltà di apprendimento ecc. Se vengono date risposte vaghe ("andavo male a scuola"; "mio fratello ha parlato tardi"; "ho avuto le convulsioni"; "mia zia aveva l'esaurimento nervoso"), cercare, per quanto possibile, di definire meglio il problema.

Chiedere informazioni sulla fratria: quanti fratelli o sorelle ha il paziente e in che ordine? Ci sono fratelli e sorelle da altri matrimoni o relazioni? Chi vive in famiglia? Può essere utile disegnare uno schematico albero genealogico con la situazione del paziente e dei suoi genitori (Fig. 3.1).

In molti casi, la situazione familiare del paziente è diversa da questa descrizione (genitori separati o divorziati, affidamenti, adozioni ecc.); la cosa importante, oltre al cercare comunque di ottenere per quanto possibile le notizie sul paziente (nascita, sviluppo delle varie competenze ecc.), è di formarsi un'idea dell'ambiente in cui vive il paziente, della personalità degli adulti che gli stanno accanto, della natura e qualità di eventuali rapporti con una famiglia allargata più o meno estesa.

3.3.3   La storia evolutiva: l'anamnesi di sviluppo (anamnesi fisiologica)

Essenzialmente l'anamnesi di sviluppo serve a ricostruire la storia del paziente, dalle origini (la gravidanza), al tempo presente attraverso una ricognizione delle tappe del suo sviluppo; al fine di ricostruire come siamo arrivati al bambino o ragazzo che ora ci sta di fronte e, parallelamente, di com'è emerso e si è sviluppato il problema che porta alla consultazione. Nella storia evolutiva si ricercano le radici del problema (in termini di effettiva patogenesi o di vulnerabilità), integrando le consuete domande di ordine medico ad altre più specifiche della neuropsichiatria dello sviluppo.

Si segue il corso dello sviluppo nelle sue diverse sfaccettature o domini evolutivi: sviluppo delle funzioni fisiologiche, della motricità, della cognizione, delle competenze comunicative e del linguaggio, le competenze scolastiche. Il temperamen-

Tabella 3.4 Principi per la raccolta dell'anamnesi di sviluppo

Per ogni competenza o dominio evolutivo:
• ricostruire le tappe dello sviluppo di tale competenza (tramite l'anamnesi)
• individuare il livello a cui il paziente si trova attualmente (tramite anamnesi e osservazione)

to, la progressiva formazione della personalità, l'affettività, le competenze relazionali e sociali; l'autonomia personale e le competenze adattative.

Per ogni competenza lo schema da seguire è simile (Tabella 3.4): occorre individuare il livello a cui è il paziente ora (cosa è in grado di fare ora, in quel particolare dominio evolutivo) e ricostruire come è arrivato a questo punto (tappe dello sviluppo). Come altrove, è uno schema da applicare con duttilità, regolandosi rispetto al quesito, all'età del paziente, alla probabile natura delle sue difficoltà. Non sempre è necessaria un'indagine dettagliata. È opportuna per esempio nel caso di bambini piccoli o se la difficoltà o disturbo riguarda quella particolare area o se un dubbio attira l'attenzione del clinico (ritardo, atipia di sviluppo; notizie incomplete); allora si esplora più a fondo, attenendosi a domande più generali nelle aree integre.

L'elenco è lungo; non è detto che occorra seguire precisamente quest'ordine nel porre le domande, anche se aiuta a essere certi di non tralasciare nulla. Va preso tutto il tempo che si ritiene necessario alla raccolta accurata dell'anamnesi. Non è mai tempo perso: moltissimo si capisce già da un'anamnesi ben fatta.

In linea generale, ciascuna area viene esplorata con domande mirate (si faranno alcuni esempi). Non sono domande a vuoto, ma hanno un loro preciso obiettivo: dietro, c'è la ricerca di notizie ben precise che è importante conoscere.

3.3.3.1 Gravidanza

Le domande sulla gravidanza, oltre a fornire informazioni precise su questo periodo, mirano anche a conoscere il vissuto emotivo della madre quando aspettava il paziente, e quindi nei confronti del neonato. Si cercano inoltre indizi di eventuali danni pre- o perinatali che possono avere colpito il sistema nervoso centrale e quindi influire sul suo sviluppo (Dammann e Leviton, 1997).

Com'è andata? Era attesa/programmata/inaspettata? Segnalare eventuali difficoltà che hanno richiesto l'intervento del medico (natura e gravità: hanno messo in pericolo la gravidanza?). Indagare sui sentimenti della madre durante la gravidanza e sul clima nel suo ambiente immediato: ci sono state tensioni in famiglia, lutti, altri avvenimenti avversi o stressanti?

3.3.3.2 Attorno alla nascita del bambino

Capire come si è svolto il parto, se ci sono indizi/certezza di sofferenza perinatale; anche dati sulla coppia e sulla famiglia. Dove è avvenuto il parto? È stato a termine, pre-termine, post-termine? Spontaneo, indotto? Naturale, cesareo, altri interventi? Sono stati somministrati farmaci? Peso alla nascita? Indagare sulle condizioni del neonato: c'è stata sofferenza? Sono state praticate manovre di rianimazione? Se lo ricordano, farsi dire l'indice APGAR.

3.3.3.3   Allattamento e alimentazione

Tipo, modalità di allattamento; alimentazione; eventuali problemi. Il bambino è stato allattato al seno o con latte artificiale o con un allattamento misto? A richiesta o con un orario rigido? Ci sono stati problemi particolari (non succhiava, non si attaccava al seno ecc.)? Il bambino cresceva bene secondo il pediatra? Segnare quando è avvenuto lo svezzamento e se ci sono state difficoltà. Con opportune domande, ricostruire le condotte alimentari fino al momento della consultazione: come è, come era in passato l'appetito del paziente? Mangia volentieri? Dieta varia o selettiva? Ci sono allergie alimentari o necessità di una dieta particolare per motivi medici concreti? Preferenze per alcuni cibi, rifiuto di alcuni cibi, capricci alimentari. Uso "ricattatorio" dell'alimentazione nei rapporti familiari? Come reagiscono i genitori a questo (collusione, rigidezza, equilibrata fermezza)? Comportamento alimentare in famiglia: che abitudini hanno? Modalità dei pasti (seduti a tavola od ognuno fa come gli pare? Orari fissi o no? Chi partecipa ai pasti?). Presenza di eventuali distrazioni (TV accesa, videogiochi tipo Nintendo in mano, per esempio).

Le domande sull'alimentazione mirano a individuare possibili fattori incidenti su una difficoltà o disturbo alimentare; permettono di rilevare pattern di relazioni intrafamiliari; e danno indicazioni sulla personalità del paziente e dei genitori (Birch e Fisher, 1998; Faith et al., 2004).

3.3.3.4   Ritmo sonno-veglia

Caratteristiche del ritmo sonno-veglia del paziente, da neonato e bebé fino al momento attuale. Quanto dormiva da piccolo, continuativamente, e quanto dorme ora? È importante stabilire il numero di ore totali di sonno che il paziente riesce a fare ogni notte, in media. Rispetto alle esigenze della loro età spesso i bambini, i preadolescenti e adolescenti non dormono quanto avrebbero bisogno (scarsa igiene del sonno, assenza di regole sull'orario di andare a letto, uso della TV in camera, altri motivi), con conseguenze anche serie a lungo termine; per esempio nei bambini una serie di misure comportamentali come ansia, irritabilità, instabilità motoria, sono state correlate con carenze di sonno (Sadeh et al., 2002). Come si addormenta: presenza di genitori, rituali di rassicurazione? Esplorare l'eventualità di problemi in quest'area: ha difficoltà ad addormentarsi? Risvegli notturni? Farseli descrivere: cosa succede esattamente quando si sveglia? Cosa fanno i genitori? (diagnosi differenziale *pavor nocturnus*, sonnambulismo, incubi). Abitudini della famiglia: dove dorme il bambino? (camera sua/con fratelli e sorelle/letto dei genitori/situazione confusa).

Le informazioni su ritmi e abitudini relative al sonno sono importanti indicatori (Lozoff et al., 1985) della presenza di problematiche familiari, specie nei bambini di età prescolare; inoltre danno indicazioni sullo stato emotivo dei genitori, sulla loro capacità di promuovere l'autonomizzazione del bambino o invece sulla loro tendenza ad assecondare le sue richieste anche se regressive; e anche sulle condizioni materiali in cui vive la famiglia: può essere che dormano tutti insieme perché c'è una stanza sola. A che ora va a dormire, che regole esistono attorno all'andare a letto? Per fare un esempio, in un bambino la probabile genesi di un disturbo del sonno è diversa in una famiglia in cui alle otto si viene portati a dormire, col rituale rassicurante di una storia, e senza TV in camera; e in una famiglia in cui i bambini anche piccoli vanno a dormire "da soli, quando ne hanno voglia", quindi inva- riabilmente tardi, hanno una TV in camera e guardano programmi violenti fino al- le ore piccole. Sulla TV peraltro occorre dire che gli stimoli visivi che produce han- no un effetto eccitante, oltre al problema dei contenuti, spesso inadatti all'età del- lo spettatore.

3.3.3.5 Sfinteri

A che età è stato acquisito il controllo sfinterico? Pipì/feci, giorno/notte. Un control- lo sfinterico esageratamente precoce può indicare un condizionamento rigido da parte dei genitori, possibile fonte di altre difficoltà; un controllo molto tardivo, sen- za motivi fisici, può essere associato a ritardo di sviluppo. Modalità: come hanno pro- ceduto? Ci sono state difficoltà? Dal momento in cui è stato acquisito il controllo sfin- terico, ci sono stati episodi di enuresi/encopresi? Quando e di che tipo? Ci sono sta- ti avvenimenti importanti/stressor in quello stesso periodo (traslochi, lutti in fami- glia, inizio della scuola ecc.)?

Si parla di enuresi secondaria se un bambino, dopo 24 mesi di perfetto control- lo sfinterico, ha uno o più episodi di perdita delle urine; invece, se non vi è stato mai un controllo sfinterico, o se non è mai durato un tale periodo, si parla di enuresi pri- maria o di controllo sfinterico non acquisito (Guidetti, 2005). In questi casi, vanno valutati fattori neuromaturativi, come anche l'incidenza di problematiche ambienta- li e familiari.

3.3.3.6 Sviluppo motorio

Idealmente si dovrebbe ottenere un quadro delle competenze attuali del paziente, e ricostruire lo sviluppo della motricità, su tre piani: motricità posturale e genera- le; motricità fine o sviluppo gestuale-prassico; e prassie orali. Lo sviluppo gestua- le-prassico dà indicazioni sull'integrazione di cognizione e motricità (capire, co- noscere attraverso il movimento; il movimento funzionale (cioè l'uso del movimen- to per far funzionare, utilizzare un oggetto; programmazione di atti motori com- plessi finalizzati ecc.). Le prassie orali sono un fattore importante per lo sviluppo del linguaggio.

Si può cominciare dalla situazione attuale: farsi descrivere il paziente sul piano motorio, così come lo vedono i genitori, si muove molto o è sedentario? È conside- rato agile, o piuttosto "imbranato"? È bravo nelle attività motorie? Pratica sport? Qua- le sport pratica, con che piacere, con quanto successo? Ha scelto lui o gli sono stati proposti o imposti (lasciare una gran latitudine di scelta a un bambino piccolo non è positivo quanto può sembrare e potrebbe indicare un genitore non in grado di por- re limiti; ma imporre al bambino uno sport che chiaramente non ama, solo perché era lo sport preferito del genitore, indica altre cose).

Motricità generale (Wijndhoven et al., 2004; WHO, 2006): si tenta di ricostrui- re lo sviluppo motorio dalle origini, anche se è frequente che i genitori non ricordi- no tutte le tappe, specie se il paziente è più grande, e questa parte della raccolta anam- nestica, come tutte le altre, va applicata in maniera flessibile adattandola all'età del paziente e alla natura delle sue difficoltà.

Lateralità: il paziente usa prevalentemente la mano destra o la sinistra? Il piede destro o il sinistro? Età a cui il paziente ha raggiunto: controllo del capo (CC), controllo del tronco (CT), deambulazione quadrupedica (DQ), stazione eretta (SE), deambulazione autonoma (DA). Per esempio: "si ricorda a quanti mesi riusciva a tenere su la testa da solo? Sa, fino a un certo punto bisogna sostenergli la testa, ma dopo sono abbastanza forti per tenerla su da soli. Si ricorda a che età stava seduto senza un appoggio dietro? Per esempio su un tappeto a giocare? Ha gattonato? A che età? Quando è riuscito a stare in piedi da solo? A camminare? A correre?" e così via.

Quindi si passa a indagare sull'abilità del bambino in attività che richiedono competenze motorie sempre più complesse: a che età ha cominciato a fare le scale da solo (in salita/discesa, appoggiandosi/senza appoggio). Ha avuto un triciclo? A che età si è messo a usare i pedali per avanzare? Bicicletta: con rotelle laterali/senza rotelle; da che età? Può essere utile valutare in seduta, lì per lì, alcune competenze (vedi paragrafo 3.3): per esempio far correre il paziente su e giù per un corridoio, invitarlo a dare un calcio a una palla o a lanciarla ecc. Si cercano indicazioni su tono muscolare, equilibrio e altri dati di interesse neurologico; segni di goffaggine, scarsa coordinazione; indicazioni di eventuali ritardi o atipie nello sviluppo motorio (Diamond, 2000) e così via.

Per fare un esempio: la DA dovrebbe essere raggiunta verso i 12 mesi; c'è una forchetta di variabilità, per cui se cammina non a 12 ma a 14 mesi non c'è, generalmente, motivo di preoccuparsi; ma oltre un certo punto il ritardo comincia a diventare significativo, ovvero (1) potrebbe essere segno di un disturbo x, che incide sullo sviluppo; e/o (2) potrebbe avere delle conseguenze sullo sviluppo in generale (altre aree).

Prassie orali (andrebbero richieste, soprattutto in pazienti in età prescolare, nelle difficoltà di linguaggio; minore rilevanza in altri casi): come controlla i movimenti fini dei muscoli periorali, laringei, della deglutizione. Ci sono mai state difficoltà di deglutizione, difficoltà a controllare la saliva, problemi a masticare? Far eseguire il gesto di soffiare (una candelina, un accendino). Far eseguire il gesto del dare un bacio sonoro, una pernacchia. Fornisce indicazioni su possibili componenti motorie di una difficoltà di linguaggio, tra le altre cose.

Sviluppo prassico, infine, di grande importanza per le forti correlazioni con lo sviluppo cognitivo (Sabbadini, 2005; Sechi e Capozzi, 1995): prensione (a che età riusciva ad afferrare oggetti, giocattoli?), manipolazione (a che età li teneva esplorandoli con le mani?). Si ottengono informazioni precise riportando i genitori a tappe concrete dello sviluppo, cose di tutti i giorni che è probabile ricordino: a che età riusciva a mangiare da solo usando il cucchiaio? A bere da un bicchiere vero (quest'azione integra anche le prassie orali)? A usare forchetta e cucchiaio; coltello? Il significato delle risposte cambia a seconda delle condizioni ambientali: se il bambino è stato sempre imboccato per guadagnare tempo, per esempio, o se gli è sempre stato pre-tagliato o frullato il cibo (in questi casi può essere interessante capire perché: era davvero lento o non capace; o impazienza dei genitori, o altro?).

Capacità di usare le matite, di fare uno scarabocchio: quando ha cominciato? Abbottonare e sbottonare i vestiti, fare il nodo (per esempio alle scarpe), usare le forbici: sono altre tappe da valutare per ricostruire le competenze prassiche (ovviamente, come altrove, occorre tarare all'età del paziente: se ha due anni, inutile chiedergli se sa fare il nodo alle scarpe e certamente non stupirsi se non lo fa).

3.3.3.7 Sviluppo comunicativo e del linguaggio

Qui, come altrove, la raccolta dell'anamnesi rispecchia lo sviluppo normale: capacità comunicative non verbali antecedenti le prime parole, comprensione verbale prima della produzione verbale. Da notare che lo sviluppo della comprensione verbale
precede la produzione, e in un certo senso la traina: il livello di comprensione verbale tra i 18 e i 28 mesi è un importante indice predittivo dell'ulteriore sviluppo linguistico (Ellis Weismer, 2007). Inoltre la comprensione verbale ha dei legami con lo
sviluppo cognitivo. È perciò molto importante fare un'anamnesi accurata di entrambi gli aspetti dello sviluppo del linguaggio: comprensione e produzione. Un quadro
di difficoltà/ritardo in produzione, con una comprensione adeguata all'età, ha un significato clinico ben diverso (e molto meno grave, in genere), della situazione opposta. Un quadro di ritardo di produzione verbale con presenza di una comunicazione non verbale diversificata ed efficace è diverso dalla stessa situazione accompagnata però da un evidente deficit in competenze comunicative non verbali.

Come per le altre aree di funzionamento, si tratta di stabilire il livello attuale delle competenze (osservazioni in visita, domande mirate, prove semplici) e di ricostruire le tappe di sviluppo delle stesse competenze; ricercando segni di un eventuale ritardo o di atipie (Bishop, 1997; Cohen et al., 1988; Fabrizi et al., 1991; Levi G, 1977;
Levi et al., 1979). Quindi, per quanto riguarda la raccolta anamnestica, si pongono
domande per stabilire le abilità verbali attuali del paziente (come si fa capire a
gesti/come capisce/come parla adesso) e le tappe dello sviluppo.

Comunicazione non verbale: capacità di interagire e comunicare prima che il linguaggio diventi il mezzo comunicativo principale (e sulle competenze di comunicazione non verbale in tempi successivi); presenza di sorriso direzionato (più probabile che i genitori si ricordino della sua assenza, se mai); uso interattivo dello sguardo
nelle interazioni con l'adulto, nel rapporto con l'oggetto. "Prima di parlare bene, come si faceva capire"? L'uso intenzionale del gesto comunicativo (mostrare, indicare, richiedere, dare) emerge a partire dai 6-8 mesi e si sviluppa e arricchisce rapidamente; è anche qui l'assenza, in genere, a essere ricordata. Per i bambini con ritardi
nell'acquisizione del linguaggio, è importante indagare quanto venga usata la comunicazione non verbale ("come si fa capire?"); nel caso di un disturbo specifico di linguaggio, per esempio, saranno bambini che si fanno capire adeguatamente con una
ricca gestualità e mimica.

Comprensione verbale (o linguaggio ricettivo). La prima cosa da chiarire è se c'è
mai stato un sospetto di deficit uditivo (hanno mai avuto il dubbio che non sentisse).
Poi ricostruire le tappe dello sviluppo della comprensione verbale: a che età il bambino è sembrato in grado di comprendere singole parole? Frasi semplici? Frasi più complesse? È utile avere pronta una serie di esempi per chiarire le domande. Chiedere della comprensione verbale attuale: il paziente comprende enunciati di che grado di
complessità? La comprensione viene aiutata da indicazioni gestuali dell'interlocutore? Dipende dal contesto? Il paziente comprende singole parole, ordini semplici ("dai
la macchinina"), ordini più complessi (con/senza gesti a sostegno della comprensione dell'ordine), ordini legati al contesto in cui si trova, ordini non situazionali?

È difficile che quanto dicono i genitori dia informazioni precise sul livello di comprensione effettivo, che viene spesso sopravvalutato ("capisce tutto"): nella compren-

sione di una parola o frase entrano in gioco molti fattori oltre a quelli puramente verbali (contesto, gesti più o meno inconsapevoli, abitudini, intonazione della voce...). Tecniche semplici per una valutazione ambulatoriale del livello di comprensione verbale vengono descritte nel Capitolo 5.

Chiaramente, si entrerà in maggior dettaglio nei casi in cui serve: nei bambini più piccoli, in quelli in cui si sospetta un disturbo di quest'area, per esempio. Tuttavia, anche per i bambini più grandi e i ragazzi è consigliabile non dare sempre per scontata la comprensione, ma valutarla, se necessario, a un livello appropriato all'età. È chiaro che un preadolescente, a meno di non essere affetto da patologia grave, avrà una valida comprensione di singole parole, frasi semplici e complesse; ma un eventuale deficit di comprensione deve ricercarsi nelle competenze rilevanti per la sua età: comprensione narrativa via via più complessa, comprensione di aspetti logici, di significati impliciti (vedi Capitolo 5).

Produzione verbale o linguaggio espressivo: ricostruire le tappe dello sviluppo, eventualmente facendo esempi di cosa si intende (per prenderne nota si possono usare delle sigle): vocalizzo ("eheheheheheeh"), lallazione modulata e proto-parole ("gugugugug", "mamamamamam"), comparsa delle prime parole a significato (in breve PP) oltre a "mamma" e "papà"; comparsa di pseudofrasi di due parole, PN (il cosiddetto perno-nome: "mamma acqua", "auto bum!" ecc.). Prime frasi soggetto-verbo-oggetto (SVO), frasi più complesse soggetto-verbo-oggetto-complemento (SVOC).

Competenze attuali in produzione verbale: come parla? Rilevare eventuali problemi fonologici (pronuncia dei suoni-base), osservare la ricchezza del vocabolario (ma è più probabile notare una netta povertà di vocabolario), le costruzioni sintattiche e quanto entrambi sono appropriate all'età (eccessi opposti: bambini che parlano "come un libro stampato", cioè eccesso di complessità/bambini con un vocabolario ridotto, strutture povere o atipiche). Annotare per iscritto alcuni esempi tipici di enunciati.

Appurata l'età a cui sono state raggiunte queste tappe elementari, un altro aspetto è il modo con cui si espandono le competenze di base: quanto si arricchisce il vocabolario e con che rapidità, come aumenta la complessità delle strutture grammaticali, e così via; difficile però ricostruire con precisione tali aspetti nel corso di una raccolta anamnestica, né sembra appropriato provare a farlo in prima visita (semmai è materia per una valutazione neurolinguistica approfondita).

Per i bambini più grandi, ma anche per i ragazzi, un buon indicatore dello sviluppo linguistico e della sua integrazione con le altre competenze emergenti, è la competenza narrativa (Fabrizi et al., 1991; Norbury e Bishop, 2003). Ricostruire come compare e si espande la competenza narrativa e valutare le attuali capacità narrative, possono dare utili indicazioni: come racconta (un cartone animato appena visto, la giornata a scuola)? Sono racconti sconclusionati, senza capo né coda? Sono semplici enunciati (PN, frasi), forse brevi, ma posti in una sequenza corretta? Sono racconti più articolati? Come sempre, occorre tenere presente l'età del bambino e quello che, a questa particolare età, dovrebbe essere la competenza in esame.

Per fare un esempio di ciò che possono indicare i dati dell'anamnesi in questo settore: le tappe normali dello sviluppo del linguaggio prevedono che il bambino abbia pronunciato le prime parole più o meno verso i 12 mesi, la sequenza di due parole con funzione di frase (il cosidetto perno-nome) verso i 18 mesi, una frase vera e propria con soggetto, verbo e complemento oggetto verso i 28-30 mesi. Se, in un bambino di età prescolare (diciamo 5 anni), emergono difficoltà narrative, ma le tappe dello sviluppo del linguaggio sono entro questi limiti, è improbabile che si tratti di un disturbo specifico dello sviluppo del linguaggio; le difficoltà narrative saranno da attribuire ad altre cause. Tra le varie ipotesi possibili ci sono che il problema sia cognitivo o che si tratti invece di una difficoltà neuropsicologica più settoriale, come un problema sequenziale. Queste ipotesi orientano il resto della prima visita (si cercherà di ottenere altri dati che possano corroborarle o no con domande e osservando il comportamento del bambino), i successivi colloqui e l'eventuale invio.

Oltre allo stabilire il livello attuale delle varie competenze, e le tappe del loro sviluppo, esplorare, con domande appropriate, l'uso comunicativo e pragmatico che il paziente fa delle sue competenze e come le usa nel contesto familiare e sociale; osservare in visita come effettivamente parla il bambino, annotando esempi di enunciati tipici.

3.3.3.8 Sviluppo rappresentativo e simbolico

Si tratta di un'area complessa in cui diverse abilità si sovrappongono e si integrano nell'emergere e svilupparsi di questa competenza fondamentale (DeLoache, 1989; Karmiloff-Smith, 1995; Levi et al., 1991). In una prima visita ambulatoriale, ricostruire dettagliatamente un percorso di sviluppo sarebbe difficile e fuori luogo; tuttavia diversi elementi permettono di sondare la funzionalità di quest'area complessa nel corso di un'osservazione o di un colloquio di valutazione (Capitolo 5), per esempio:

- tipo e modalità di uso dell'oggetto transizionale: "ha avuto, da piccolo, un oggetto speciale, un orsacchiotto per esempio, che si portava sempre dietro, specie a letto?";
- reazione alle separazioni: modalità di elaborare le separazioni, per esempio in occasione dell'inserimento in un asilo-nido o nel venire affidato a persone diverse dai genitori; inserimento in scuola materna, nella scuola elementare; per attività ricreative; per eventi gravi quali una malattia, la separazione dei genitori, la morte di un familiare;
- sogno, capacità di raccontarlo: a seconda dell'età e della personalità del paziente, si può scegliere di fare queste domande in colloquio senza i genitori;
- gioco e disegno (tipologia, contenuti, investimento emotivo: vedi Capitolo 5).

3.3.3.9 Disegno

Tappe di acquisizione, status attuale e investimento emotivo. A che età ha cominciato a scarabocchiare? A dare significato ai suoi scarabocchi? A tracciare forme più complesse? Scene narrative? Che tipo di disegni fa attualmente? Disegna spesso o di rado, quanto tempo passa a disegnare? Dà significato, costruisce storie attorno al suo disegno? Spontaneamente o bisogna sollecitarlo? Quanto lo coinvolge il disegnare?

Eventualmente, far disegnare il paziente può dare un campione spontaneo di produzione grafica da cui è possibile farsi un'idea del livello attuale (Lewis, 1996; Eminson, 2005).

Queste domande, assieme alla valutazione effettiva del grafismo, danno indicazioni sul livello cognitivo, sulle competenze prassiche, simboliche, e sul piano emo-

3

tivo-affettivo. Disegni con temi specifici verranno richiesti in seguito, se necessario, per indagare aspetti particolari (vedi Capitolo 5).

3.3.3.10 Gioco

Una descrizione del comportamento di gioco del bambino può dare indicazioni sul suo sviluppo rappresentativo/simbolico, su fattori emotivo-affettivi, relazionali ed eventualmente anche su immaginazione, sentimenti e così via (Lewis, 1996; Stone e Stone, 2007). Come per gli altri domini evolutivi, occorre raccogliere i dati necessari per un abbozzo di quadro evolutivo, pur rimanendo flessibili e adattando le domande all'età, alle motivazioni per la visita, al sospetto diagnostico ecc. È bene corredare tutto questo con una particolare attenzione per gli aspetti affettivi: partecipazione emotiva al gioco, manifestazioni di piacere/dispiacere a esso associate ecc.

Si può cominciare col farsi descrivere dai genitori (anche coinvolgendo il bambino, se è abbastanza grande) le attività di gioco del paziente: come ama passare il suo tempo libero? Quali sono i suoi giochi preferiti? Gioca più volentieri da solo o in compagnia? Se rimane da solo, è in grado di organizzarsi autonomamente o ha bisogno di stimoli o indicazioni da parte di un adulto? È possessivo nei confronti dei propri giocattoli o tollera la condivisione? Per i più grandi, capacità di effettuare un gioco di regole con i coetanei: rispetta le regole, sa stare al gioco? Uso del gioco nell'ambito dello scambio sociale; preferenza o meno per i giochi di gruppo.

Rievocare, per i bambini più piccoli, l'epoca delle prime manipolazioni ("a che età ha cominciato a prendere i giochi in mano? Un cubo, un sonaglio?"); l'inizio dell'uso funzionale dell'oggetto (usare il telefono giocattolo come telefono, far scorrere l'auto giocattolo). Quindi: valutare l'età di inizio del gioco simbolico e descrizione dello stesso. Per gioco simbolico si intende la forma più matura dell'attività ludica, in cui il giocattolo è un supporto al fare "per finta": il telefono può fungere da pistola, l'automobilina vola, i personaggi mettono in scena storie complesse.

3.3.3.11 Autonomie

Si esaminano aspetti dell'autonomia personale del paziente. A che età è stato in grado di lavarsi da solo? Di svestirsi/vestirsi? Quanta autonomia ha attualmente e quanta gli viene concessa? Conosce il valore dei soldi, va a fare piccole commissioni? Va a scuola da solo? Aiuta in casa? Tutto da vedere in rapporto all'età, ma anche alle richieste e all'ambiente in cui vive: se a casa non gli è stato mai chiesto di fare una data cosa anche se avrebbe l'età per farlo, non si può ascrivere il mancato comportamento a un deficit di competenza; e in alcune situazioni sarebbe poco prudente richiedere a un bambino un livello di autonomia che in altri casi parrebbe normalissimo (andare da soli a fare una commissione abitando in una grande città rispetto a un paese, per esempio).

3.3.3.12 Socializzazione

Socievolezza, tipologia delle sue relazioni con gli altri. È attratto dagli altri bambini? Preferisce stare con coetanei, bambini più piccoli, più grandi? Li cerca o sta sulle sue? Preferisce rapporti a due o stare in gruppo? Rapporti con gli adulti: come si comporta con adulti a lui familiari? Con conoscenti? Con estranei? Esiste l'eccessiva diffidenza/timidezza, ma anche l'eccessiva espansività; un bambino che non mostra nessuna cautela nei confronti degli estranei va valutato attentamente.

Per bambini più grandi e ragazzi: ha dei "migliori amici"? Un gruppo con cui si vede più spesso? Ha occasioni di giocare con loro, di socializzare? Rapporti con i coetanei: (schivo/chiuso/estroverso e al centro dell'attenzione?...). Nei preadolescenti e adolescenti esplorare con cautela l'area dei rapporti con l'altro sesso e sessualità in genere.

3.3.3.13 Scuola e apprendimento

Un'accurata anamnesi del percorso scolastico può già costituire la base per uno screening di eventuali difficoltà di apprendimento, e non solo (SINPIA, 2005). Che classe fa? In che scuola? Se scuola materna, chiedere se ci sono stati problemi di separazione; farsi descrivere il suo comportamento tipico in classe. Cosa dicono i maestri? Farsi descrivere la situazione scolastica in generale: ne sono contenti, ci sono difficoltà e, se sì, di che genere? Dopo l'inizio delle elementari, è bene non accontentarsi mai di un generico "va male a scuola"; bisogna approfondire l'argomento con domande mirate. Andrebbe specificamente chiarito l'investimento emotivo del bambino/ragazzo sull'apprendimento scolastico: gli piace? Ha alcune materie preferite, sui cui investe parecchio? Non gli piace nulla?

Attenzione alla generica descrizione "è pigro, è svogliato": può nascondere difficoltà anche serie nelle loro conseguenze a lungo termine (Ivancich Biaggini, 2004). Spesso sono espressioni usate per descrivere uno scarso rendimento di bambini che non sembrano avere disturbi o altri problemi; genitori o insegnanti possono presumere che le difficoltà riscontrate a scuola siano dovute a scarsa applicazione, a mancanza di buona volontà, visto che non sembra esserci nulla che non va. Ma un bambino che non ha *nulla* che non va difficilmente va male in questa maniera consistente e continuativa: occorre valutare attentamente altre possibilità; per citarne alcune, una disabilità cognitiva lieve, un disturbo specifico dello sviluppo non diagnosticato (meno probabile, di solito hanno espressione clinica più specifica), ma anche un quadro psicopatologico (quadro depressivo con effetto sull'apprendimento, per esempio), o problematiche relazionali o pesanti condizioni psicosociali.

Ricostruire la storia scolastica del paziente: le varie classi frequentate, le transizioni, eventuali difficoltà (difficoltà di inserimento, nelle relazioni con coetanei o insegnanti, di apprendimento...). È andato al nido? Alla scuola materna? A che età? Ci sono stati problemi alla separazione o altre difficoltà? A che età ha cominciato la prima? E così via, fino alla classe frequentata attualmente, in maniera più o meno estesa a seconda delle necessità.

Per esempio, un bambino che è andato in prima elementare molto presto può averlo fatto per motivi di calendario (nato tardi nell'anno solare) o perché è ritenuto comunque "pronto" cioè maturo per quanto riguarda i prerequisiti specifici dell'apprendimento e quelli generali; ma potrebbe anche esserci una quota di ambizione dei genitori. Questo andrà preso in considerazione e confrontato alle reali necessità del bambino.

Informarsi, in relazione all'età, sulle attuali abilità in lettura e scrittura e aritmetica di base. In prima visita ci si deve perlopiù limitare a informazioni generiche su quello che dicono gli insegnanti. Se il tempo lo permette e se la natura delle difficoltà lo indica, si può fare una breve valutazione in prima visita o, più probabilmente, dedicare a questo aspetto una visita successiva (vedi Capitolo 5).

Esplorare inoltre la capacità di usare la scuola come occasione di scambio sociale.

3.3.4   Il disturbo o anamnesi patologica

3.3.4.1   Anamnesi patologica remota

Notizie mediche generali: si tratta di ottenere informazioni sullo stato di salute del paziente, dalla nascita in poi (Canino, 1985). Rilevare eventuali sofferenze perinatali (si è indagato su questo punto all'inizio della raccolta anamnestica); successivamente, come sono state le condizioni generali del paziente? Ha avuto le abituali malattie infantili? Ci sono state patologie importanti, incidenti, ricoveri (e relative separazioni), interventi chirurgici? Di che cosa si è trattato, nello specifico (malattie o interventi banali, o situazioni in cui il paziente è stato in pericolo di vita)? La malattia, la separazione, come sono state vissute dal paziente? Dalla famiglia? Un intervento chirurgico, per quanto banale, può essere significativo, per esempio se ha richiesto un ricovero, e quindi una separazione dall'ambiente familiare e dalle figure genitoriali, in una fase evolutiva vulnerabile (Cox e Rutter, 1985). Patologie somatiche gravi possono incidere, ovviamente, in maniera massiccia sugli equilibri familiari e personali. Importante anche indagare sempre su eventuali problemi sensoriali (udito, vista ecc.). Frequenti traumi, un ricorso frequente al pronto soccorso, andrebbero indagati più a fondo, con cautela (esistono senz'altro bambini esuberanti e scavezzacollo che finiscono sempre col rompersi qualche cosa; purtroppo esistono anche altre realtà; SINPIA, 2007; Royal College of Psychiatrists, 2004). Chiedere con tatto dati sullo sviluppo sessuale (se l'età consente la domanda): pubertà, menarca. Eventuali approfondimenti della questione, domande su attività sessuale, si possono rimandare al colloquio individuale.

3.3.4.2   Anamnesi patologica prossima

Si tratta della descrizione, in dettaglio, del disturbo che ha portato alla consultazione, dall'esordio (quando sono comparsi i primi segnali e sotto che forma?) al momento attuale. Questa parte può sembrare sovrapporsi alle "motivazioni per la richiesta di consultazione"; in parte è vero, nel senso che qui, come in altri momenti della prima visita, può accadere che siano state già fornite alcune delle informazioni di cui è oggetto questa parte dell'anamnesi (in questo caso, non è indispensabile rifare le stesse domande). Tuttavia, c'è una netta differenza di ottica/prospettiva, che si riflette in una differenza di tecnica.

Nell'iniziale domanda sulle motivazioni per la richiesta di consultazione, si va a indagare il problema così come viene visto/vissuto dai genitori e dal paziente (nella misura in cui si può esprimere a riguardo, a seconda della sua età). Perciò la domanda sulle motivazioni è, per definizione, una domanda aperta: occorre lasciar parlare liberamente genitori (e paziente, eventualmente) senza porre altre domande o sollecitazioni, o almeno riducendo ogni intervento al minimo. Come vengono esposte le motivazioni per la consultazione, chi è che parla principalmente, tensioni, elisioni, interruzioni, sono tutti elementi importanti per il clinico, ed è importante, per questo, intervenire il meno possibile in quella fase iniziale.

Ora invece, arrivati alla fine della raccolta anamnestica, la raccolta di questa forma di anamnesi patologica prossima riguarda il problema effettivamente presente; ovvero, ciò che il clinico ha identificato come problema principale alla luce degli elementi emersi fin qui (in molti casi si sovrappone con quanto descritto spontaneamente nelle motivazioni per la consultazione, ma non sempre). Sarà quindi indicata un'indagine più attiva (domande mirate ecc.), con l'obiettivo di definire con maggiore dettaglio e di approfondire determinati aspetti; andrà completata la descrizione e ricostruita la storia naturale delle difficoltà. In questo caso è un'occasione per chiedere maggiori dettagli, per chiarire eventuali punti dubbi.

3.3.4.3 Colloqui-flash, osservazioni per caso, test-lampo: cosa può rivelare una prima visita esauriente

La raccolta dell'anamnesi seguendo lo schema classico qui descritto permette di ottenere informazioni fondamentali per la diagnosi; ma al contempo offre l'occasione e il pretesto per osservare il paziente e i suoi genitori. A tutti gli effetti la prima visita è in buona parte comparabile a un colloquio semistrutturato nel quale, applicando uno schema di domande preciso, ma flessibile, si raccolgono le informazioni che vengono fornite dal paziente e dai genitori, insistendo sui punti da approfondire che emergono via via. D'altra parte, la prima visita permette di rilevare degli elementi utili ai fini clinici, a partire dall'osservazione e analisi delle modalità di comunicazione dei presenti e dal loro comportamento. Sono perciò importanti non solo il contenuto delle comunicazioni e delle risposte date (quello che dicono paziente e genitori), ma anche la forma (come lo dicono, cosa fanno durante il colloquio e come lo fanno) rilevata dalle osservazioni del medico (Cox e Rutter, 1985; Eminson, 2005; Lewis, 1996). Tutto ciò dovrebbe consentire al medico di delineare un primo quadro abbastanza definito di come sta il paziente adesso (status del paziente) e come è arrivato a questo stato (storia evolutiva).

Nella prima visita perciò la raccolta anamnestica è al tempo stesso una necessità (le informazioni raccolte sono davvero importanti per il percorso diagnostico e clinico) e in un certo senso un pretesto (fornisce al clinico una falsa riga da offrire al paziente e ai genitori per sostenere la comunicazione, mentre osserva come rispondono e come si comportano). Alla fine perciò, sarà stato raccolto di più che le sole informazioni esplicite date in risposta alle domande del clinico: la prima visita offre mille piccoli elementi che raffinano la nostra percezione del paziente, sulla sua personalità, sulla sua posizione nelle dinamiche familiari, sul suo livello di sviluppo e sulle sue condizioni, che permettono di affinare il sospetto diagnostico in maniera informale.

Accoglienza, raccolta di motivazioni per la visita e anamnesi sono fasi della prima visita dove, in generale, è utile la presenza del paziente e dei suoi genitori. Se le circostanze sembrano indicarlo, alla fine della raccolta anamnestica si può già proporre un breve colloquio con il solo paziente, con l'obiettivo principale di consolidare il rapporto; nel corso di tale incontro, a seconda delle necessità, si possono indagare specifici aspetti con l'aiuto, se serve, di tecniche appropriate. Conclusa la raccolta anamnestica, con un opportuno discorso (in cui tono e contenuti vanno ovviamente tarati all'età del paziente), col quale si spiega cosa si ha intenzione di proporre e perché ("ora vorrei chiedere a Gianrico il suo punto di vista"/"Ora vorrei mostrare alcuni giochi a Diana. Ti va, Diana?"), si può chiedere ai genitori di uscire creando le condizioni per un breve colloquio a due, nel corso del quale: a) si stabilisce un rapporto personale con il paziente, a prescindere dall'età (il problema è il suo e questo è uno spazio a sua disposizione dove si cercherà di risolverlo), magari aiutandosi con attività che possano mediare l'interazione (gioco, disegno, la condivisione del disegnare, scarabocchi); e b) a seconda delle necessità si possono indagare specifici aspetti con l'aiuto, se serve, di tecniche appropriate. La proposta di questo mini-colloquio può essere indicata per esempio se l'orientamento diagnostico sembra già chiaro e richiede solo la conferma di una prova semplice; o quando, prevedendo un iter più lungo, e quindi la necessità di un'attesa, si vuole rassicurare il paziente dimostrandogli che esiste uno spazio proprio in cui il suo disagio verrà preso in carico.

La prima visita, e l'eventuale sua appendice di breve colloquio, oltre a fornire informazioni esplicite e un terreno per osservazioni passive, possono offrire anche occasioni informali per le prime sommarie valutazioni di determinati aspetti, lasciando, naturalmente, ogni esame più esteso e approfondito agli ulteriori appuntamenti. Verranno utilizzate di volta in volta le metodiche valutative che sono descritte nel Capitolo 5. Per esempio, la proposta, all'inizio della prima visita, di fare un disegno, permette allo stesso tempo di mediare la relazione tra medico e paziente, fornisce al paziente un mezzo di espressione per le proprie preoccupazioni e fantasie e costituisce, per il clinico, una prima valutazione delle competenze cognitive e grafomotorie; può essere l'inizio di uno scambio ludico, in cui il medico propone disegni sempre diversi (ora... disegna una persona! ora... disegna le forbici!) che in realtà sono anche prove di livello di sviluppo.

3.4   Dopo la prima visita: una conclusione aperta

Concludere una prima visita può essere difficile. Da una parte, anche se non è escluso che accada, è relativamente raro che la situazione clinica del paziente risulti chiara già alla fine di questa fase del processo di consultazione ambulatoriale. D'altra parte, alla fine della prima visita il clinico si confronta con tutta una serie di aspettative, da parte di genitori (ed eventualmente paziente), ma anche da parte di se stesso, tra cui quella di fornire una "soluzione pronta", una risposta immediata a tutte le problematiche che sono state esposte nel corso dell'incontro. È importante che il clinico abbia consapevolezza di ciò e il più possibile riesca a essere breve, chiaro e veritiero: occorre dire quello che è possibile e opportuno dire a questo punto della consultazione, né più né meno. Se la situazione appare poco chiara, se occorrono altri appuntamenti, il clinico non deve temere di dirlo (resistendo alla tentazione di dare comunque una qualche vaga risposta pur di non dover ammettere di non avere ancora risposte); ma non deve nemmeno avere paura di esprimere, con le dovute cautele, un'opinione definita, se questa ha concrete prove a suo sostegno.

Alla fine della prima visita si tratta perciò di tirare le somme di ciò che è stato fatto fin qui; comunicandolo con linguaggio e contenuti appropriati e delineando quali saranno i prossimi passi nell'iter del paziente. Le possibilità, a seconda dei casi, sono:

- rassicurazioni (la situazione è chiara, non c'è nulla di patologico);
- parziali rassicurazioni: la situazione è chiara; si tratta di un problema lieve/mobile/che non richiede interventi nell'immediato; si propone di rimandarli a casa, con eventualmente una serie di consigli e indicazioni e uno o più appuntamenti per un controllo, al fine di seguire il paziente e le sua famiglia e assicurargli un follow-up;
- la situazione è chiara; si tratta di un problema strutturato/di franca patologia; l'orientamento diagnostico è già evidente; si propone direttamente la presa in carico terapeutica o riabilitativa (con invio appropriato, se è il caso); si fissano appuntamenti di controllo, si stabilisce un canale di feed-back con il servizio di destinazione;
- la situazione è da definire; si tratta di un problema o di una patologia verosimilmente seri; per chiarire di che cosa si tratta, e poter quindi decidere il da farsi, non basta la prima visita, ma sono necessari ulteriori appuntamenti; prosegue la consultazione ambulatoriale.

In quest'ultimo caso, generalmente il più frequente, verranno fissati appuntamenti successivi, a seconda delle necessità: uno o più colloqui clinici con il paziente (vari obiettivi, tra cui valutazione ambulatoriale di specifici aspetti), colloqui con i genitori, incontri con la scuola. Questi aspetti verranno trattati nei Capitoli 4 e 5.

3.5   Cosa fare se: casi particolari

Abbiamo qui descritto schemi procedurali relativi a una situazione ideale: come dovrebbero andare le cose se tutto fosse conforme a un modello tipico. Nel mondo reale, naturalmente, le cose vanno diversamente; occorre saper applicare lo schema anche in condizioni diverse, senza snaturarlo, ma con una certa flessibilità se le circostanze lo richiedono. Si è delineata la prima visita ideale: una coppia di genitori, che vivono insieme, portano in consultazione un loro figlio, presentandosi entrambi, come richiesto, alla prima visita, assieme al paziente. Nella realtà è probabile doversi confrontare con ogni possibile variazione dettata dalla vita odierna; ciascuna è da tenere in conto, per le indicazioni che potrà fornire sulle circostanze di vita del paziente.

Se, come accade di frequente e malgrado le istruzioni date al telefono, il paziente arriva accompagnato da uno solo dei genitori (spesso si tratta della madre) occorre chiedere i motivi dell'assenza dell'altro genitore e, come corollario, informarsi sull'assetto familiare (coppia di genitori unita? separata? chi vive con chi?), se questo non era stato già chiarito all'atto della richiesta di un appuntamento. La prima possibilità, e la più frequente, è che vengano addotte banali motivazioni, per esempio il lavoro: il genitore assente non ha potuto avere un permesso/non si è potuto organizzare per venire. È senz'altro vero che accompagnare il figlio a una consultazione, e perdere una mezza giornata di lavoro, può essere estremamente complicato o quasi impossibile; è una spiegazione frequente e verosimile. Allo stesso tempo, è bene prendere nota di questa assenza, che può avere un suo significato nel quadro generale che si andrà formando (potrebbe indicare per esempio una rigida divisione di ruoli per cui è il genitore x che si occupa dei figli; o il disagio di un genitore nei confronti di medici e in particolare "psi"; o un disaccordo sulla consultazione stessa). Altra possibilità è quando il genitore assente è rimasto a casa con gli altri figli; anche in questo caso, e sempre senza necessariamente mettere in dubbio la realtà concreta di tale necessità, si potrà cautamente tenere conto dell'informazione (che potrebbe per esempio suggerire il caso di un nucleo familiare isolato, senza aiuti, il che a sua volta può essere indicativo, per esempio, delle condizioni di vita, di un affaticamento dei genitori o dell'attenzione che possono prestare alle difficoltà espresse dai figli).

In altri casi la difficoltà riguarda gli altri fratelli o sorelle, che i genitori portano con sé dicendo di non sapere dove o a chi lasciarli: all'appuntamento per la prima visita si presentano tutti quanti, talora accompagnati anche da nonni o altri familiari. In quest'ultimo caso, la soluzione salta agli occhi: nella stanza di consultazione entreranno genitori e paziente, mentre il resto della famiglia rimarrà in sala d'attesa affidato al familiare/ai familiari aggiuntivi. Anche da una situazione simile si possono trarre un certo numero di deduzioni potenzialmente utili per il processo diagnostico (per esempio si potrebbe ipotizzare una lassità dei confini interpersonali in famiglia, per cui tutti partecipano a tutto e nessuno ha un suo spazio privato). Più difficile da gestire nella pratica è il caso, non infrequente, in cui arrivano genitori, paziente e uno o più suoi fratelli o sorelle (in generale chi è troppo piccolo per andare a scuola). Farli entrare, assieme a paziente e genitori non è proprio l'ideale: per quanto sia senza dubbio un'occasione di osservare le interazioni intrafamiliari, fratellini o sorelline tendono a tutta una serie di comportamenti per attirare l'attenzione dell'estraneo, il medico, distogliendola, talora molto attivamente, dal paziente e dai suoi problemi, e facendo venire meno tutta una serie di meccanismi impliciti interni alla prima visita (Eminson, 2005; Ivancich Biaggini, 2006). Tuttavia c'è poco da fare: è raro che una struttura pubblica, o uno studio, dispongano di una sala d'attesa corredata da personale disposto a fare da baby-sitter per la durata di una prima visita, e di fronte al fatto compiuto sarebbe poco utile rimandare l'appuntamento a quando potranno venire soli. L'unica misura utile in effetti è preventiva: raccomandarsi esplicitamente, al momento di dare l'appuntamento, di *non* portare fratelli o sorelle, solo il paziente. Quando malgrado tutto succede, si tamponerà come possibile, magari programmando ulteriori appuntamenti complementari.

È oramai frequente che il paziente sia figlio di genitori separati o divorziati. Delicata questione. La consultazione dovrebbe essere stata richiesta, con l'accordo di entrambi i genitori, e sicuramente di chi ha l'affidamento, per quanto poi non sia necessario, né consigliabile, insistere sulla effettiva presenza di entrambi alla prima visita. Sarebbe utile che siano presenti gli adulti con cui il paziente passa la maggior parte del tempo, e chi è in misura di fornire le informazioni di anamnesi che saranno richieste. Si potrà eventualmente proporre all'altro genitore un appuntamento per un colloquio proprio. È bene, naturalmente, chiedere chiarimenti sull'organizzazione familiare: nuovi compagni/coniugi dei genitori, con chi vive il paziente, quando vede l'altro genitore ecc. (AACAP, 2007). Mai come in questi casi occorre tenere a mente che si lavora nell'interesse del paziente e, per il suo benessere, a monte di spartizioni di responsabilità ecc.: la consultazione non serve a dirimere una lite, serve a prendere in carico una problematica, disagio, sofferenza del paziente per arrivare il meglio e il più rapidamente possibile ad alleviarla o risolverla.

Questo vale anche per altre situazioni come quella dei minori in affidamento presso famiglie o presso strutture residenziali. In questo caso, chiarito lo status giuridico dei presenti, uno dei problemi è che non sempre l'adulto che accompagna il minore può fornire informazioni su fasi precoci della sua vita, come tappe di sviluppo ecc. Occorre adattare la prima visita, e la raccolta anamnestica, alle circostanze, dimostrando una certa flessibilità: ricostruendo dove possibile il percorso di sviluppo e l'ambiente in cui è vissuto il paziente, sapendo dove insistere (alcune informazioni, se sono davvero indispensabili, si possono recuperare in altri modi) e dove evitare irrigidimenti che sarebbero sterili quando non controproducenti.

Infine, può essere che alla prima visita il paziente (in questo caso si tratta soprattutto di adolescenti) arrivi accompagnato da parenti altri che i genitori o da amici o altre figure a lui vicine. Tenuto fermo il fatto che dovrà essere messo al corrente e richiesto l'accordo dei genitori del paziente o chi ne è legalmente responsabile, la priorità è di rispondere alla richiesta del paziente, stabilire un contatto, aprire la possibilità di un aiuto; perciò più che una prima visita classica, si può pensare per esempio a un primo colloquio con chi è presente, rimandando la convocazione dei genitori (e la raccolta dell'anamnesi) a un secondo momento. Naturalmente sarà importante chiarire il perché dell'esclusione dei genitori (le motivazioni possono essere diversissime, da banali e prevedibili dinamiche adolescenziali a situazioni di grave disagio sociale, famiglie disgregate e così via).

In presenza di pazienti provenienti da altri Paesi e altri contesti culturali, la comunicazione ne può soffrire, a maggior ragione se si aggiunge un problema di lingua (Bornstein e Cote, 2004; Eminson, 2005). Si può presentare per esempio il caso di un bambino straniero che viene alla prima visita accompagnato da genitori che non parlano italiano o lo parlano male; o di un ragazzo rifugiato, che non parla affatto italiano, portato alla consultazione dagli operatori della struttura che lo ospita. In un caso e nell'altro la raccolta anamnestica sarà difficile: nel primo caso per la barriera della lingua, e le mille sfumature di significato che di conseguenza si perdono anche se è disponibile una traduzione; nel secondo caso si aggiunge il fatto che i genitori non ci sono proprio. In queste situazioni occorre saper scendere a compromessi, avendo chiaro quali sono le notizie essenziali per le quali vale la pena insistere, ma sapendo altrettanto chiaramente che certe volte se ne dovrà semplicemente fare a meno. Sarebbe ideale assicurarsi la presenza di un interprete affidabile, e se possibile imparziale, come un mediatore culturale o un interprete qualificato; ma ovviamente è difficile, e comunque dovrebbe esserci un esplicito accordo per la sua presenza, che può porre problemi di riservatezza. A volte si offre in veste di interprete un familiare del paziente (fratello maggiore, per esempio); in linea di principio sarebbe preferibile una figura estranea e quindi neutrale, ma spesso le circostanze costringono a servirsi di ciò che si ha a disposizione.

Quando il bambino è adottato (parliamo qui di adozioni extrafamiliari), lo si viene inevitabilmente a sapere in prima visita, se non era stato precisato già prima. Se il paziente non sa di essere stato adottato, i genitori possono essere comprensibilmente restii a effettuare la prima visita tutti insieme; se questo viene spiegato al momento della richiesta, può essere opportuno fissare un colloquio preliminare per i soli genitori, per permettergli di esprimere le proprie riserve e preoccupazioni; talora sarà anche l'unica occasione per raccogliere le notizie disponibili sull'ambiente di vita del bambino prima dell'adozione e sulla sua storia medica ed evolutiva. Se possibile, sarebbe utile riuscire comunque a fissare un incontro con genitori e bambino, eventualmente in un secondo momento, rassicurando i genitori che non verranno affrontate questioni "sensibili" senza il loro consenso. Se al paziente non è stato detto di essere stato adottato, ci si può chiedere perché (e si può porre la domanda ai genitori): perché lo considerano ancora troppo piccolo o per altri motivi?

Essere un bambino adottato può comportare altri problemi per la consultazione ambulatoriale. Innanzitutto, rende difficile avere informazioni precise sul bambino: ricostruire le tappe di sviluppo è spesso impossibile. È importante raccogliere informazioni sull'ambiente in cui ha vissuto il bambino prima dell'adozione e sul suo Paese di origine; questo può dare indicazioni utili per il medico nella definizione del quadro clinico (deprivazione, abuso fisico, negligenza, denutrizione, malattie endemiche in alcune zone possono lasciare sequele significative per definire la problematica attuale).

Il bambino che sa di essere stato adottato subisce l'impatto della notizia con conseguenze abbastanza tipiche sul piano emotivo-affettivo, riportate in letteratura (Dereyn, 1996); anche nei genitori adottivi si descrivono emozioni e sentimenti caratteristici. In particolare il problema dell'abbandono da parte dei genitori biologici (il bambino si chiede perché lo hanno dato in adozione) può riemergere con forza al momento dell'adolescenza; con sentimenti di rabbia e talora aggressività rivolti reattivamente ai genitori adottivi. In ogni caso, quando i genitori adottivi hanno un atteggiamento sereno e di buon senso sulla questione, è più probabile che il bambino o ragazzo sia in grado di elaborare le inevitabili problematiche della sua condizione in maniera costruttiva.

Bibliografia

AACAP-American Academy of Child and Adolescent Psychiatry (1997) Practice parameter for the psychiatric assessment of children and adolescents. J Am Acad Child Adolesc Psychiatry 36(suppl):4s-20s

AACAP-American Academy of Child and Adolescent Psychiatry (2007) Practice parameter for the assessment of the family. J Am Acad Child Adolesc Psychiatry 46:922-937

Bailey D, Garralda ME (1989) Referral to child psychiatry: parent and doctor motives and expectations. J Child Psychol Psychiatry 30:449-458

Birch LL, Fisher JO (1998) Development of eating behaviors among children and adolescents. Pediatrics 101 (suppl 2):539-549

Bishop DVM (1997) Uncommon understanding: development and disorders of language comprehension in children. Psychology Press/Erlbaum, Taylor & Francis

Bornstein MH, Cote LR (2004) "Who is sitting across from me?" Immigrant mothers' knowledge of parenting and children's development. Pediatrics 114:557-564

Braconnier A (2002) La consultation therapeutique en adolescence. Cours de psychopathologie de l'adolescent, année 2002-2003. Appunti personali

Canino I (1985) Taking a history. In: Shaffer D, Ehrhardt AA, Greenhill LL (eds) The clinical guide to child psychiatry. Free Press, New York, pp 393-408

Cohen NJ, Davine M, Meloche-Kelly M (1988) Prevalence of unsuspected language disorders in a child psychiatric population. J Am Acad Child Adolesc Psychiatry 28:107-111

Cornoldi C (2007) Difficoltà e disturbi dell'apprendimento. Il Mulino, Bologna

Cox A, Rutter M (1985) Diagnostic appraisal and interviewing. In: Rutter M, Hersov L (eds) Child and adolescent psychiatry: modern approaches, 2nd edn. Blackwell Scientific Publications, Boston, pp 233-248

Cox A, Hemsley R, Dare J (1995) A comparison of individual and family approaches to initial assessment. Eur Child Adolesc Psychiatry 4:94-101

Dale PS, Price TS, Bishop DV, Plomin R (2003) Outcomes of early language delay: I. Predicting persistent and transient language difficulties at 3 and 4 years. J Speech Lang Hear Res 46:544-560

Dammann O, Leviton A (1997) The role of perinatal brain damage in developmental disabilities: An epidemiologic perspective. Ment Retard Dev Disabil Res Rev. Special Issue: Perinatal and Neonatal Brain Injury. 3:13-21

DeLoache JS (1989) The development of representation in young children. Adv Child Dev Behav 22:1-320

Dereyn AP (1996) Adoption. In: Lewis M (ed) Child and adolescent psychiatry: a comprehensive textbook. Williams & Wilkins, Baltimore

Diamond A (2000) Close interrelation of motor development and cognitive development and of the cerebellum and prefrontal cortex. Child Dev 2000;71(1):44-56

Ellis Weismer S (2007) Typical talkers, late talkers, and children with specific language impairment: a language endowment spectrum? In: Paul R (ed), Language disorders and development from a developmental perspective: essays in honor of Robin S. Chapman. Lawrence Erlbaum Associates, Mahwah, pp. 83-101

Eminson M (2005) Assessment in child and adolescent psychiatry. In: Gowers SG (ed) Seminars in child and adolescent psychiatry. Royal College of Psychiatrists, London

Fabrizi A, Diomede L, La Barba A, Maccalini R (1991) Genesi e sviluppo della capacità narrativa: uno studio trasversale in età prescolare. Psichiatria dell'infanzia e dell'adolescenza 58:467-482

Fabrizi A, Sechi E, Levi G (1991) I problemi del linguaggio. In Cornoldi C (ed) I disturbi dell'apprendimento. Il Mulino, Bologna, pp 189-213

Faith MS, Scanlon KS, Birch LL et al (2004) Parent-child feeding strategies and their relationships to child eating and weight status. Obes Res 12:1711-1722

Graham P (1984) Paediatric referral to a child psychiatrist. Arch Dis Child 59:1103-1105

Guidetti V (2005) Fondamenti di neuropsichiatria dell'infanzia e dell'adolescenza. Il Mulino, Bologna

Ivancich Biaggini V (2004) Il funzionamento cognitivo borderline in età evolutiva: un rischio sottovalutato? Psicologia Clinica dello Sviluppo 7:25-41

Ivancich Biaggini V (2006) Prima visita e colloquio clinico in psichiatria dell'età evolutiva. In: Guidetti V, Galli F (eds) Neuropsichiatria dell'infanzia e dell'adolescenza - Approfondimenti. Il Mulino, Bologna

Jeammet P (1992) Psicopatologia dell'adolescenza. Borla, Roma

Karmiloff-Smith A (1995) Beyond modularity: a developmental perspective on cognitive science. MIT Press/Bradford Books, Cambridge, Massachusetts

Kraemer HC, Measelle JR, Ablow JC et al (2003) A new approach to integrating data from multiple informants in psychiatric assessment and research: mixing and matching contexts and perspectives. Am J Psychiatry 160:1566-1577

Kramer T, Elena Garralda ME (2000) Child and adolescent mental health problems in primary care. Adv Psychiatr Treat 6:287-294

Levi G (1977) Epidemiologia e patogenesi dei disturbi specifici del linguaggio. Neuropsichiatria Infantile 192/193: 669-689

Levi G, Capozzi F, Parisi C, Rizzo MC (1979) Comprensione verbale e integrazione pratto-gnosiche. Neuropsichiatria Infantile 215:489-507

Levi G, Bernabei P, Di Falco M, Diomede L (1991) Comprendere ed essere compresi nello sviluppo simbolico rappresentativo In: Contardi A, Vicari S (eds) Le persone Down. Aspetti neuro-psicologici, educativi e sociali, terza edizione 2001, Franco Angeli, Milano

Lewis M (1996) Psychiatric assessment of infants, children and adolescents. In: Lewis M (ed) Child and adolescent psychiatry: a comprehensive textbook. Williams & Wilkins, Baltimore

Lozoff B, Wolf AW, Davis NS (1985) Sleep problems seen in pediatric practice. Pediatrics 75:477-483

Marcelli D, Braconnier A (2008) Adolescence et psychopathologie. Masson, Paris

Norbury CF, Bishop DV (2003) Narrative skills of children with communication impairments. Int J Lang Commun Disord 38:287-313

Picton TA, Karki C (2002) Referral patterns of children to a psychiatric learning disability service. The British Journal of Developmental Disabilities 48:53-59

Royal College of Psychiatrists (2004) Child abuse and neglect: the role of mental health services. Council report CR120, Royal College of Psychiatrists, London

Rutter M, Cox A (1981) Psychiatric interviewing techniques: I. Methods and measures. Br J Psychiatry 138:273-282

Sabbadini L (2005) La disprassia in età evolutiva: criteri di valutazione e intervento. Springer, Milano

Sadeh A, Gruber R, Raviv A (2002) Sleep, neurobehavioral functioning, and behavior problems in school-age children. Child Dev 73:405-417

Sechi E, Capozzi F (1995) Le difficoltà di sviluppo motorio-prassico. Disturbo prassico o deficit cognitivo? In: Contardi A, Vicari S (eds) Le persone Down. Aspetti neuropsicologici, educativi, sociali. Franco Angeli, Milano

SINPIA-Società Italiana di Neuropsichiatria Infantile (2005) Linee guida per i disturbi di apprendimento - Parte I: I disturbi specifici di apprendimento. http://www.sinpia.eu/lineeguida/index/get/last

SINPIA-Società Italiana di Neuropsichiatria Infantile (2007) Linee guida sugli abusi in età evolutiva: procedure operative. http://www.sinpia.eu/lineeguida/index/get/last

Stone SJ, Stone W (2007) Symbolic play and emergent literacy. Paper submitted at the International Council for Children's Play – ICCP Brno Conference 2007. http://www.iccp-play.org/index.html

Wijndhoven TMA, de Onis M, Onyango AW et al (2004) World Health Organization Multicenter Growth Reference Study Group. Assessment of gross motor development in the Multicenter Growth Reference Study. Food and Nutrition Bulletin 25,1(suppl 1):s37-s45

World Health Organization - WHO Multicentre Growth Reference Study Group (2006) WHO Motor Development Study: Windows of achievement for six gross motor development milestones. Acta Paediatrica Supplement 450:86-95

Il colloquio clinico

4

4.1 Il colloquio clinico in psichiatria

4.1.1 Definizione

Il colloquio clinico può probabilmente essere considerato lo strumento principale della psichiatria, da dove è migrato in altre discipline, come la psicologia clinica, diventandone un elemento altrettanto fondamentale. Può essere di per sé una metodica di indagine clinica e una tecnica terapeutica; in breve, costituisce il quadro in cui si svolge la maggior parte delle forme di contatto con il paziente, incluse le tecniche di valutazione (Lewis, 1996). Per tale motivo questo capitolo, che tratta del colloquio clinico descrivendone i principi generali e discutendo delle specificità dei colloqui con bambini, adolescenti e con i genitori, precede la trattazione delle tecniche di valutazione.

Il colloquio clinico è, essenzialmente, una particolarissima forma di scambio, non solo verbale, generalmente tra due persone (Sullivan, 1953). Diversamente dalle comuni conversazioni, però, il colloquio clinico è uno scambio orientato al raggiungimento di uno specifico obiettivo ed è uno scambio asimmetrico: si svolge tra persone con ruoli diversi tra loro e ben definiti (il paziente o i pazienti da una parte, il clinico dall'altra), e viene chiaramente circoscritto dal luogo in cui si svolge, dall'orario, in genere prefissato, e dalla sua durata. Il colloquio clinico è uno strumento prezioso per il clinico e ha numerose caratteristiche positive: è essenziale, non costoso (né in termini di personale, né di materiale o locali), è flessibile, si può applicare ovunque con un minimo di infrastruttura, facilita il legame medico-paziente, va a sondare ogni aspetto della comunicazione verbale e non verbale, presentandosi quindi anche come quadro per un'osservazione.

4.1.2 Tipologie di colloquio

Esistono differenti tipologie di colloquio, in funzione di vari fattori, tra cui gli obiettivi perseguiti (Cox et al., 1981). Schematicamente, i colloqui si distinguono in base alla struttura, più o meno prestabilita (possono essere strutturati, semistrutturati o non strutturati), al loro carattere più o meno formale, all'obiettivo principale (raccolta dati, comunicazione al paziente di informazioni, valutazione, terapia o altro ancora), a fattori di tempo (esistono colloqui con durata prefissata e colloqui più flessi-

V. Ivancich, *L'ambulatorio in psichiatria dell'età evolutiva*,
DOI: 10.1007/978-88-470-2703-9_4, © Springer-Verlag Italia 2012

bili, la cui durata varia a seconda delle necessità), oltre che, naturalmente, all'interlocutore (un paziente/una coppia/una famiglia? Adulto o età evolutiva?) e ad altri fattori. Durante un colloquio semistrutturato, per fare un esempio, un insieme di argomenti predefinito viene affrontato in modo flessibile; il medico ha una certa libertà
nel modo di porre le domande, nell'interpretazione da dare alle risposte e così via;
e il paziente è libero di rispondere con parole sue. Un colloquio strutturato, al contrario, prevede una serie fissa di domande che devono essere poste in quell'ordine,
con quelle precise parole e alle quali il paziente può rispondere scegliendo, generalmente, tra possibilità prestabilite. Un esempio dal caso in esame: la prima visita, come descritta nel Capitolo 3, è una forma di colloquio; più esattamente, è un colloquio semistrutturato con l'obiettivo di raccolta di informazioni (anamnesi, tappe
evolutive, storia familiare ecc.) utili ai fini dell'orientamento diagnostico.

4.1.3   Atteggiamento del medico

Il medico, misurando i suoi interventi in funzione dei fattori già descritti (in primo
luogo l'obiettivo del colloquio e la sua tipologia) deve mantenere una costante attenzione nei confronti delle comunicazioni verbali e non verbali del paziente (contenuti, ritmo e prosodia dell'eloquio; ma anche postura, espressioni del viso, gesti,
comportamenti). D'altra parte, il medico deve essere consapevole che anche il proprio modo di presentarsi, di parlare e di comportarsi può influenzare l'andamento del
colloquio, sin dalla sala d'attesa. Omettere di presentarsi o di spiegare gli obiettivi
dell'incontro e come si svolgerà a grandi linee ("Buongiorno, sono il dottor Taldeitali, sono un medico che si occupa di bambini e adolescenti" e così via), sono errori seri e stranamente frequenti (Eminson, 2005); come anche non scusarsi di un ritardo ("So che aspettate da molto, mi scuso, purtroppo c'è stato un imprevisto").

In linea generale, durante un colloquio occorre assumere un atteggiamento che
trasmetta attenzione nei confronti del paziente, dei suoi problemi, dei suoi sentimenti, senza per questo colludere con essi, ma mostrandosi calmi e tolleranti. Occorre
dimostrare empatia e disponibilità: il che richiede attenzione, concentrazione, apertura mentale e l'abolizione di fattori di distrazione, come le telefonate. Quando il medico parla, dovrebbe farlo in modo chiaro e comprensibile, evitando di usare termini tecnici e gergo da iniziati ed evitando di parlare troppo di se stesso. Soprattutto è
importante riuscire a trasmettere autenticità, nelle proprie verbalizzazioni e nel comportamento; se qualcosa nella situazione del colloquio mette il medico a disagio, è
indispensabile tentare di circoscriverne la ragione e prendere le misure necessarie.

4.1.4   Transfert e controtransfert nel colloquio psichiatrico

Si tratta di concetti chiave della psicoanalisi, e quindi della psichiatria psicodinamica (Gabbard, 1995); in questo campo, il termine *transfert* essenzialmente indica la
condizione emotiva che caratterizza la relazione del paziente nei confronti dell'analista e, in senso specifico, il trasferimento sulla persona dell'analista delle rappresen-

tazioni inconsce proprie del paziente. Il *controtransfert* è il suo opposto: un transfert dell'analista sul paziente. Non è qui la sede, né vi è la necessità, di entrare nei peraltro complessissimi dettagli; tuttavia transfert e controtransfert sono fenomeni all'opera in qualsiasi relazione interpersonale e a maggior ragione in un colloquio psichiatrico, perciò è bene sapere che esistono, riconoscerne le manifestazioni elementari e conoscere alcuni principi generali.

Si parla di transfert quando il comportamento di una persona nei confronti dell'altra viene influenzato, in maniera del tutto inconsapevole (inconscia), dai passati rapporti con le figure fondamentali della infanzia, in generale i genitori. Molto schematicamente, i sentimenti inconsci che si provavano in passato per il genitore vengono trasferiti sull'interlocutore nel presente (in questo caso, il medico), e ci si aspetta (sempre inconsciamente) che l'interlocutore si comporti come si erano comportate in passato quelle persone. I fatti del presente vengono letti in maniera distorta, perché sono (in parte) visti attraverso lenti distorte dall'esperienza passata. Questo fenomeno incide molto sul colloquio, dove i fenomeni di transfert sono spesso intensamente attivi, per via della particolare forma di rapporto che si crea tra paziente e medico (Gabbard, 1998; Goldberg, 2000).

Il transfert ha aspetti positivi e negativi, che possono anche essere simultaneamente presenti. Chiaramente, quando un paziente ha un buon rapporto con il suo medico non è solo merito del transfert positivo, ma è soprattutto dovuto a un insieme di fattori ben radicati nel presente, tra cui il carattere e il livello culturale del paziente, le capacità del medico di comunicare, la sua empatia ecc. Tuttavia, ogni volta che in colloquio un paziente manifesta una reazione emotiva inattesa o esagerata rispetto alla situazione, potrebbero essere in gioco fenomeni di transfert (Gabbard, 1998; Lewis, 1996). Riconoscerlo implica anche il riconoscimento, da parte del medico, della propria risposta controtransferale.

Il termine controtransfert indica, in senso lato, la reazione emotiva globale del medico nei confronti del paziente: molto schematicamente, determinate caratteristiche del paziente (fisiche, psichiche ecc.) elicitano nel medico una risposta controtransferale che deriva da quanto vi è di irrisolto nel suo assetto emotivo inconscio (Gabbard, 1998). Questo controtransfert, se non se ne è consapevoli, può incidere in senso negativo sul colloquio, per esempio distorcendo le osservazioni del medico o le sue percezioni; viceversa, se se ne è consapevoli, può diventare un utile strumento diagnostico (se reagisco così, si può presumere che abbia percepito questo e quest'altro nel paziente).

Questo vale anche nei colloqui con bambini e adolescenti, con alcune specificità legate all'età dei pazienti e alla presenza di varie altre figure, come i genitori (Greenspan e Thorndike-Greenspan, 2003; Lewis, 1996). Anche in età evolutiva, ogni volta che in colloquio vi è, da parte del medico, una reazione emotiva inattesa, irrealistica o esagerata, potrebbero essere in gioco fenomeni di controtransfert; e naturalmente, il transfert sul medico può essere particolarmente attivo. Lasciando alla psicoanalisi, e a chi vi è specificamente formato, il complesso lavoro di riconoscimento e analisi approfondita di questi fenomeni, è bene però essere consapevoli della loro esistenza e saperne individuare le principali manifestazioni per evitare, per quanto possibile, che incidano negativamente sulla consultazione.

In generale, il colloquio con un bambino o adolescente spinge alla regressione;

il medico può essere spinto a identificarsi con il paziente più di quanto sia utile ai fini clinici, anche perché si può trovare a trasferire sui genitori del paziente sentimenti appartenenti alla propria infanzia (Goldberg, 2000; Lewis, 1996; Mazet e Houzel, 1999). Per fare un altro esempio, l'aggressività, in un bambino o adolescente, spesso tende a mobilizzare difese massicce da parte del medico, che si può sentire minacciato; con conseguente diniego ed evitamento. Adolescenti passivamente ostili possono suscitare un'intensa rabbia (Marcelli e Bracconnier, 2008). Bambini con ritardo mentale possono essere erroneamente considerati di livello intellettivo normale o, al contrario, suscitare nel medico senso di colpa da cui si difende per esempio con sentimenti di rabbia (Ivancich Biaggini, 2004). O ancora, il medico può rendersi conto di agire più per cercare un'approvazione da parte del paziente (o dei suoi genitori) che perseguendo una logica clinica (Goldberg, 2000). Un medico che si trova ripetutamente di fronte a emozioni e reazioni di questo tipo dovrebbe chiedersi se non siano in gioco fenomeni controtransferali e transferali, e dovrebbe tentare di averne il più possibile consapevolezza, se vuole fare bene il suo lavoro.

4.2   Il colloquio con il paziente in età evolutiva

4.2.1   Principi generali del colloquio in età evolutiva

Nella consultazione ambulatoriale di psichiatria dell'età evolutiva, mentre le caratteristiche di questa fascia di età rendono necessario lavorare con diverse fonti di informazione seguendo varie metodiche, il colloquio clinico – in particolare il colloquio individuale con il paziente – si dimostra essenziale (AACAP, 1997; Lewis, 1996; Mazet e Houzel, 1999). Il colloquio è una tecnica di indagine particolarmente adatta a essere usata in età evolutiva: la sua caratteristica flessibilità dà modo al medico di indagare approfonditamente ogni segno o indizio che possa arrivare alla sua attenzione, seguendo le diverse prospettive della consultazione (semeiologica-nosografica, cognitiva-neuropsicologica, psicopatologica, eziologica) e usando qualsiasi tecnica possa sembrare utile (Mazet e Houzel, 1999). La prima visita, come accennato, può essere considerata una forma di colloquio semistrutturato. Il colloquio individuale con il paziente, invece, consiste in una seduta libera, non strutturata, con scambi verbali spesso mediati e sostenuti da materiale grafico e ludico, che permette di raccogliere informazioni direttamente dal paziente, di saggiare in modo informale specifici aspetti indicati dalla prima visita (livello cognitivo, per esempio, o competenze scolastiche) e in generale di osservare il paziente in assenza dei genitori (Eminson, 2005; Ivancich Biaggini, 2006).

Gli obiettivi del colloquio con il paziente (AACAP, 1997; Bollea, 1980; Bostic e King, 2007; King e Noshpitz, 1991) sono:

• esplorare direttamente il punto di vista e i sentimenti del paziente rispetto a se stesso e alla sua difficoltà o problema;

• ottenere un quadro chiaro dello stato mentale, fisico ed evolutivo attuale del paziente, completando e approfondendo dove necessario quanto appreso in prima visita.

La materia prima per il perseguimento di questi obiettivi è costituita da contenuti e forma di tutto quello che avviene durante il colloquio (Lewis, 1996); ovvero, potenzialmente, da tutto ciò che il paziente fa e da ciò che dice, spontaneamente o in risposta a una sollecitazione del clinico con domande, interazioni o prove mirate.

Tra le altre cose, il colloquio con il paziente offre un contesto per approfondire aspetti già messi in evidenza in un ambito che idealmente ha una continuità con quello della prima visita (cioè fisicamente nello stesso posto, con un numero limitato di appuntamenti ravvicinati nel tempo tra di loro e con lo stesso clinico). Gli aspetti da approfondire possono riguardare il funzionamento neurologico, lo sviluppo cognitivo, il livello evolutivo di competenze motorie, comunicative o linguaggio, oltre al quadro dell'affettività, delle emozioni, della psicopatologia, al contesto familiare o scolastico; le metodiche che permettono di valutare informalmente questi aspetti nel corso di un colloquio verranno trattate nel Capitolo 5.

Il paziente in età evolutiva quasi sempre giunge alla consultazione perché vi è stato portato da un adulto, in genere dai genitori. Un ulteriore obiettivo del colloquio, da non sottovalutare, consiste nel chiarire quali sono i sentimenti del paziente circa la consultazione e di fargli accettare che essa ha come scopo principale il suo benessere, dando le opportune spiegazioni in termini e con mezzi adeguati all'età del paziente.

4.2.2 Il colloquio in età evolutiva: contesto materiale, atteggiamento del medico, preliminari

Un breve scambio a tu per tu può seguire immediatamente la prima visita, se questa si è svolta in poco tempo; ma un vero e proprio colloquio viene programmato come ulteriore appuntamento, eventualmente seguito da altri, nel quadro della consultazione ambulatoriale. È importante disporre di tempo a sufficienza (un minimo di 45 minuti, ma anche di più se necessario) e di uno spazio adeguato con il materiale opportuno, considerata l'età del paziente e le attività o prove che si prevede di proporre (Lewis, 1996). Per esempio, se il paziente è un bambino, possono essere messi a disposizione cubi di legno per costruzioni, palla per semplici prove motorie, matite e carta per disegnare, per il gioco una casa con bambole, pupazzi, pistola giocattolo, macchinine; evitando però di lasciare una varietà eccessiva di materiale alla vista del paziente, per ridurre le possibili distrazioni. Nel caso di pazienti adolescenti, una stanza troppo "infantile" con giocattoli visibili e poster di Topolino ai muri può non essere una buona idea, per i contenuti regressivi che trasmette al paziente (Marcelli e Braconnier, 2008).

Al momento di iniziare il colloquio, quando arriva in sala d'attesa per chiamare il paziente, il medico dovrebbe tenersi a una distanza intermedia, né troppo lontano (potrebbe trasmettere disinteresse) né troppo vicino (potrebbe sembrare intrusivo o minaccioso); si presenta, ricordando al paziente che si sono già incontrati in occasione della prima visita, poi gli chiede di accompagnarlo nella stanza, rassicurandolo e se è il caso spiegandogli che i genitori lo aspetteranno in sala di attesa. Occorre essere fermi e decisi, ma accoglienti. È importante osservare come reagisce il paziente a questa proposta di separazione (Eminson, 2005; Greenspan e Thorndike-Greenspan, 2003); messo nel contesto dell'età cronologica del bambino, può essere un elemento altamente indicativo su molti piani. Se dovessero sorgere difficoltà, naturalmente il medico interverrà nel modo più opportuno per rassicurare il paziente e convincerlo a seguirlo. Tuttavia di fronte a reazioni molto intense e se il paziente non si lascia convincere in nessun modo, prendendone nota, occorre essere flessibili. In particolare nel caso dei bambini più piccoli (età prescolare; per i bambini ancora più piccoli le tecniche di valutazione sono diverse), se questi non tollerano la separazione o la tollerano solo per poco tempo, è indicato far partecipare uno o entrambi i genitori al colloquio (Gillam e Mayes, 2007; Mazet e Houzel, 1999; Mayes, 1996). Questo può comunque dimostrarsi istruttivo per i genitori: vedere il loro bambino impegnarsi nelle prove che vengono proposte può fargli prendere consapevolezza dei suoi punti deboli, ma anche far notare aree di competenza per loro insospettata; inoltre, è utile per il clinico (permette un'osservazione delle interazioni genitori-bambino, in complemento di quanto già osservato in prima visita). Eventualmente si dirà al genitore di fare, nel corso del colloquio, un tentativo di uscire discretamente dalla stanza, per esempio quando il bambino è occupato a giocare; e si osserveranno con attenzione le sue reazioni.

Una volta giunti nella stanza del colloquio, si osserva che iniziative prende il paziente. Può essere consigliabile, se il paziente è un bambino, evitare di sedersi al di là di una scrivania; l'ideale in questo caso è un angolo attrezzato informalmente (tappeto, giocattoli, tavolino basso per disegni ecc., sgabelli), ma bisognerà giudicare al momento (Kestenbaum e Williams, 1988). Una maniera di rompere il ghiaccio può essere il completare le presentazioni, se non è stato già fatto; chiedendo per esempio al bambino come preferisce essere chiamato (se col nome, un nomignolo ecc.), e dicendogli il proprio nome, scegliendone una forma adatta alle proprie preferenze personali e all'età del paziente (insistere col farsi chiamare "dottoressa Taldeitali" da un bambino di tre anni può scadere nel ridicolo; ma farsi chiamare col nome o col nomignolo da un adolescente con una sintomatologia oppositivo-provocatoria può essere controproducente).

Nel corso del colloquio occorre prima o poi chiedere al paziente cosa pensi del fatto di essere stato portato in consultazione; il medico, poi, dovrebbe esprimere il proprio punto di vista; inoltre, dovrebbe sempre venire a spiegare la natura del colloquio, in che cosa consiste, adattando la comunicazione all'età del paziente: per esempio: "credo che mamma e papà siano preoccupati per te, che ci sia qualcosa che ti fa star male; ora abbiamo un po' di tempo da passare insieme", "parleremo, faremo dei giochi insieme, per trovare il modo di aiutarti a stare meglio". Questo affrontare direttamente il motivo della consultazione può avvenire all'inizio del colloquio, come nell'esempio appena fatto; ma può anche essere rimandato a un altro momento, se pare più opportuno (Bostic e King, 2007; Eminson, 2005). Se il paziente è un bambino, la cosa fondamentale è che si senta a suo agio e si tranquillizzi; può essere preferibile iniziare lasciandolo giocare con ciò che ha attirato la sua attenzione e affrontare l'argomento più avanti, senza però attendere troppo (c'è il rischio che l'argomento, non affrontato esplicitamente, assuma contorni minacciosi: AACAP, 1997).

Come già puntualizzato a proposito della prima visita, occorre sempre essere chiari sulla questione della discrezionalità di ciò che verrà detto in colloquio (Lewis, 1996), specialmente nel caso dei bambini più grandi e degli adolescenti, naturalmente adattando la comunicazione all'età del paziente. Essenzialmente dovrebbe essere recepito il messaggio: "questo colloquio ha a che fare con te; quello che mi dirai rimarrà tra te e me; dovrò parlare ai tuoi genitori e dirgli alcune cose; a loro però non dirò nulla di quello che mi dici senza parlarne prima con te". Se esistono motivi per cui alcuni contenuti del colloquio verranno comunicati a terze persone, questo dovrebbe essere chiaro (per esempio, scuola, motivi legali ecc.).

Il modo di iniziare un colloquio è variabile quanto la forma che prenderà il colloquio stesso: non esiste, di fatto, un ordine prefissato con cui affrontare i diversi argomenti, né una lista fissa di tecniche da utilizzare. Tutto dipende da fattori quali l'età del paziente, il problema con cui è arrivato, gli obiettivi e le preferenze del medico, le circostanze materiali (Pronto soccorso? Ambulatorio pubblico? Studio privato?) e così via. In effetti, il colloquio viene organizzato e guidato in itinere dal medico: avendo in mente una serie di punti fermi e di aree-chiave da esplorare, a cui presta costante attenzione, decide via via in base al suo senso clinico e alle sue conoscenze quale metodica o tecnica utilizzare per ottenere i dati di cui ha bisogno.

4.2.3　Colloqui clinici con bambini di età prescolare e scolare

I colloqui con bambini sono caratterizzati dal fatto che, contrariamente a quanto avviene con pazienti adolescenti, e a maggior ragione con gli adulti, il canale verbale non è la via privilegiata di comunicazione (AACAP, 1997; Greenspan e Thorndike-Greenspan, 2003); nei bambini, l'uso del linguaggio verbale per esprimere in maniera esplicita i propri pensieri, sentimenti e stati interiori è relativamente limitato (AACAP, 1997; Lewis, 1996), principalmente da fattori evolutivi: le necessarie competenze linguistiche, cognitive e relazionali stanno ancora maturando e integrandosi all'insieme della personalità. Il colloquio in queste fasce di età si basa perciò molto su tecniche quali il gioco e il disegno, che offrono al bambino un mezzo di espressione e un sostegno alla comunicazione a cui è abituato e che è adatto al suo livello di sviluppo (cioè, che padroneggia bene).

Nell'insieme il colloquio con un bambino è in un certo senso speculare rispetto al colloquio con un adulto (Mazet e Houzel, 1999); mentre l'adulto parla, razionalizza e discute con lo psichiatra, ma può rimanere molto chiuso rispetto al proprio mondo interiore, nel bambino avviene spesso l'opposto: il gioco e il disegno offrono abbastanza facilmente un'impressione del suo mondo interiore, delle sue fantasie e conflitti, ma sarebbe evolutivamente incoerente aspettarsi che possa facilmente elaborarci sopra o associarli ad avvenimenti attuali o passati; oltre tutto, un colloquio in consultazione diagnostica non è la sede per questo tipo di lavoro. A volte, tuttavia, il medico che sta effettuando il colloquio si trova di fronte all'espressione evidente di un contenuto e sentimento preconscio. In questo caso talora, con cautela, si può essere tentati da offrire una forma di interpretazione (Lewis, 1996; Mazet e Houzel, 1999). Attenzione, però: il tipo di interpretazione che ci si può permettere di proporre nel corso di un colloquio ambulatoriale è ben diverso da quanto avviene in una psicoterapia psicodinamica: nel colloquio ambulatoriale si può al massimo attirare l'attenzione su aspetti evidenti e concretamente presenti nella comunicazione, in un disegno o nel gioco, cioè aspetti che il paziente può riconoscere e comprendere immediatamente.

4

4.2.3.1   Colloqui in età prescolare

Nel caso di bambini molto piccoli i colloqui di valutazione devono seguire tecniche
specifiche e si svolgono il più spesso in presenza di almeno un genitore (Mayes, 1996;
Gillam e Mayes, 2007). Come nella consultazione ambulatoriale per bambini più grandi, la valutazione del livello di sviluppo generale e nelle varie aree di competenza è
solo una parte dell'opera e deve essere completata da una ricognizione qualitativa del-
l'uso che il bambino fa delle sue competenze emergenti, del suo ambiente di vita e
di altri fattori.

Nel colloquio con un bambino di età prescolare in senso stretto (dai 2 ai 4-5 anni, più o meno) avranno preminenza attività quali il gioco e, in misura minore, il disegno (Mazet e Houzel, 1999; Greenspan e Thorndike-Greenspan, 2003); la comunicazione verbale è relativamente marginale. In generale (questo vale anche per i bambini più grandi) giocattoli e altro materiale a disposizione devono essere facilmente
accessibili, in buone condizioni e adatti all'età del paziente (vedi Capitolo 5); ma può
essere indicativo lasciare in giro alcuni giocattoli più da piccoli/più da grandi e vedere cosa sceglie (Eminson, 2005). Preferibilmente ci dovrebbe essere un angolo "di
gioco" chiaramente delimitato entro la stanza di consultazione. Se il bambino si comporta in modo rischioso per sé o per gli altri, o se fa qualcosa di inaccettabile, il medico non deve esitare a intervenire; può servire stabilire all'inizio regole esplicite ("questa cosa qui non si fa").

Arrivati nella stanza del colloquio, si può cominciare con l'osservare cosa fa il bambino spontaneamente (comportamenti di esplorazione, iniziativa o, al contrario, ini-
bizione, timore?); se necessario, incoraggiarlo delicatamente ad avvicinarsi ai giochi.
Proporre un gioco o un'attività come disegnare, se il bambino non sembra incline a
farlo spontaneamente con quanto gli è stato messo a disposizione. Quando avvia
un'attività di gioco, è bene lasciarlo continuare da solo per un po' osservandolo, poi
inserirsi nel gioco con tatto e delicatezza (Lewis, 1996). In questa prima fase, si cerca soprattutto di stabilire una relazione e valutarne la qualità, oltre al rilevare quali abilità e competenze vengono usate spontaneamente (Eminson, 2005). In generale si possono orientare le osservazioni sul comportamento generale e sull'attività motoria (livello di attività, coordinazione, lateralità...); sul linguaggio (sembra comprendere? Quanto lo usa? Che livello sembra avere?) e sullo stile di relazione, sia nei primi istanti di
contatto con lo psichiatra (giusta cautela o disinibito? Eccessivamente timido? Ansia
alla separazione dai genitori: c'è e, se sì, quanto è consolabile?) sia dopo qualche tempo (il bambino risponde alle proposte dello psichiatra? Autonomo nell'organizzarsi o
passivo? C'è reciprocità negli scambi? Sembra particolarmente disinibito? Si distrae?).

Da questo punto di partenza, si dovrà condurre il colloquio portandolo delicatamente nelle direzioni volute (aree da esplorare, competenze da approfondire con prove informali ecc.), lasciando al tempo stesso sufficiente spazio di manovra al bambino per esprimersi spontaneamente (non è un interrogatorio!) e rimanendo sempre
ricettivi e pronti a cogliere un'apertura, l'occasione per una domanda, per un'osservazione (Greenspan e Thorndike-Greenspan, 2003). L'intervento dello psichiatra diventa perciò più attivo; dirige il colloquio proponendo attività o prove (descritte nel
Capitolo 5) per sondare e valutare direttamente specifici aspetti dell'assetto del bambino e punti dubbi emersi in prima visita (Ivancich Biaggini, 2006). Prestare sempre

attenzione, durante l'intero colloquio, all'eventuale emergere di uno stato di ansia e chiedersi il motivo: nell'affrontare un determinato argomento, per esempio.

4.2.3.2 Colloqui in età scolare

Con i bambini di età scolare (dai 4-5 anni alla preadolescenza) lo scambio verbale acquista progressivamente sempre più spazio nel colloquio. Dai 10-11 anni diventa la via di comunicazione principale, anche perché, a partire da questa età, occorre sempre più cautela nel proporre giochi o disegni (il paziente potrebbe viverle come attività regressive e quindi sentirsi svalutato o usarle a scopo difensivo) (Mazet e Houzel, 1999). Importante, come sempre, adattare ogni comunicazione verbale all'età del bambino e al suo livello di sviluppo: si devono usare parole, strutture grammaticali e concetti che è in grado di comprendere (AACAP, 1997). Evitare lunghi silenzi, che diventano rapidamente imbarazzanti e ansiogeni; se la conversazione si insabbia, si può proporre un'altra attività, un gioco ecc. I bambini sono molto ricettivi alla comunicazione non verbale; è perciò importante averne cura (mimica, postura e gestualità) (Eminson, 2005). Con il crescere dell'età diventa più importante chiedere al paziente il suo punto di vista sul disturbo e sulla consultazione; alla fine della consultazione, si dovrebbe avere una chiara idea dei sentimenti del paziente a riguardo. È bene inoltre spiegare sempre, a grandi linee, il perché della consultazione e in che cosa consisterà materialmente (un certo numero di incontri, in cui si farà questo e quest'altro ecc.).

Il disegno, sempre utile per valutazioni di livello grafico, dai 4 anni circa acquista sempre più importanza ai fini espressivi e comunicativi; il bambino disegna seguendo la propria rappresentazione mentale del modo e degli avvenimenti. Fino ai 10-12 anni il disegno è un mezzo di espressione sempre più ricco e articolato (Mazet e Houzel, 1999); in seguito, mentre la competenza continua a evolversi aderendo alla realtà oggettiva, diventa più convenzionale e si può ridurre progressivamente il suo uso al fine di esprimere contenuti personali.

All'inizio del colloquio con un bambino di età scolare, può essere utile cominciare con qualche domanda banale (Eminson, 2005): per esempio sulla sua famiglia, dove vivono, se è stato lungo il viaggio per venire al colloquio; su eventuali hobby o sport o attività preferite. Queste domande danno tempo al bambino di tranquillizzarsi e sentirsi più a suo agio (AACAP, 1997; Greenspan e Thorndike Greenspan, 2003); il modo in cui il bambino si comporta in questo inizio di colloquio e le sue risposte, permettono al medico di farsi una prima impressione del suo livello cognitivo e verbale, del suo modo di porsi in relazione e di eventuali stati d'ansia.

Sul quando affrontare l'argomento spinoso del "problema" esistono varie possibilità: sin dall'inizio, esplicitamente, se ne parla con il bambino e poi lo si invita a disegnare o giocare, cercando in quello che fa indicazioni sulla sua difficoltà; oppure si può cominciare col proporre alcune attività che permettano al medico di introdurre gradualmente l'argomento in corso d'opera (AACAP, 1997; Eminson, 2005; Mazet e Sibertin-Blanc, 1982). La scelta è a discrezione del medico, che deciderà secondo le circostanze, il rapporto che si è stabilito con il paziente, il livello di sviluppo del paziente e così via.

Durante il colloquio il medico, attraverso domande, osservazione di comporta-

4

menti spontanei e la sua proposta di attività e prove mirate, andrà a valutare specifici aspetti dell'assetto neuropsicologico, cognitivo, psicopatologico, relazionale e così via, del paziente, approfondendo punti emersi dalla prima visita. Cosa sceglie di valutare, in che modo e con che ordine è totalmente a sua discrezione (Lewis, 1996; Bostic e King, 2007). Nella comunicazione verbale, sono consigliabili domande che richiedano una risposta articolata, evitando formulazioni cui si può rispondere con un sì o un no. Per esempio, durante una sequenza di gioco la domanda "E poi cosa succede?" è preferibile a "e poi il leone si mangia tutti i cattivi cerbiatti?". A volte se il bambino non riesce a esprimersi, può essere utile dargli varie possibilità tra cui scegliere. Per i bambini riconoscere, definire i propri sentimenti e parlarne può essere molto difficile (AACAP, 1997); può servire chiedergli di raccontare un esempio di un'altra situazione in cui si è sentito nello stesso modo o proporre esempi indiretti del tipo "una bambina una volta mi ha detto che..." (Eminson, 2005).

In un caso e nell'altro la conclusione del colloquio dovrebbe essere annunciata qualche minuto prima, per dare tempo al bambino di adattarsi all'idea. Qualche volta in queste fasi finali possono emergere elementi interessanti; inattese comunicazioni verbali o la frettolosa proposta di una nuova attività o un'apparente indifferenza, sono alcuni esempi di cui prendere nota e valutare nel contesto generale. Per contenere eventuali preoccupazioni del bambino su questo temine di un colloquio, quindi di un rapporto, può essere utile riportare la comunicazione sul piano concreto, per esempio spiegando che ci saranno altri incontri, quando e rimandando ad allora uno scambio o un'attività in corso.

4.2.4   Colloqui clinici con adolescenti

Quanto detto in generale sul colloquio in età evolutiva vale ovviamente anche per gli adolescenti, con i quali è però necessario essere ancora più espliciti su certi punti (Cox e Rutter, 1985; Lewis, 1996).

Nel caso di un paziente adolescente, può essere consigliabile che un primo colloquio col paziente, e senza i genitori, preceda l'incontro di raccolta anamnestica (Ivancich Biaggini, 2006); chiedere all'adolescente il suo punto di vista e i suoi sentimenti rispetto alla consultazione, spiegargli come si procederà, dargli l'opportunità di esprimersi di prima persona e in privato prima di sentire i genitori, dà rilievo a quello che più serve in questa fase evolutiva, cioè un riconoscimento e uno spazio proprio in quanto persona sulla via della maturità e dell'autonomia adulta (Jeammet, 1992; Marcelli e Braconnier, 2008). Al primo incontro, questo modo di procedere può smorzare la rabbia e l'oppositorietà dell'adolescente, rendendolo più in grado di accettare l'aiuto proposto. Non è raro, infatti, che all'inizio ci sia un atteggiamento di rifiuto o di ostilità da parte dell'adolescente; può essere un modo di difendersi dall'ansia o di vedere fino a che punto ci si può fidare del medico o può essere un fenomeno di transfert (Lewis, 1996). Occorre mostrarsi pazienti e non saltare alle conclusioni, programmando se necessario altri colloqui; si può mostrare di aver percepito la rabbia dell'adolescente con una verbalizzazione appropriata.

La comunicazione è, in questa fascia di età, prevalentemente verbale. Tuttavia, anche per l'adolescente bisogna essere certi di usare termini ed espressioni adatti, considerando non solo la sua età e livello cognitivo apparente, ma anche il livello di competenza linguistica e il contesto socioculturale della famiglia (Eminson, 2005). Non presumere mai che capisca tutto senza averne prove concrete: difficilmente un adolescente ammetterà di sua iniziativa di non essere in grado di seguire un discorso per lui troppo complesso. Proposte di attività di altro genere (gioco, disegno) possono essere prese male (vedi sopra); ma se l'adolescente spontaneamente utilizza del materiale che ha trovato nella stanza, per esempio mettendosi a disegnare, si può sfruttare ciò come sostegno alla comunicazione (Braconnier, 2002). Bisogna evitare che i silenzi si prolunghino troppo e non essere troppo rigidi sulla durata delle sedute.

Nel colloquio con l'adolescente è necessario essere espliciti su ruoli e limiti della consultazione e di chi vi prende parte: per esempio dicendo chiaramente all'adolescente che, per quanto la consultazione sia stata richiesta da altri (genitori, scuola...), il clinico vorrebbe conoscere il suo punto di vista su quanto è accaduto o sui motivi che lo portano lì o quello che pensa sia la natura del disagio per cui viene (AACAP, 1997; Marcelli e Braconnier, 2008). Con gli adolescenti è particolarmente importante essere chiarissimi sulle questioni di discrezionalità; se verrà divulgato qualcosa del colloquio (per esempio se è prevista una relazione scritta, per motivi x, scuola, avvocati...) è bene dirlo sin dall'inizio. È importantissimo che si stabilisca un senso di fiducia, anche se ciò significa forse rinunciare a qualche informazione.

All'inizio del colloquio, come nel caso di bambini di età scolare, può essere utile cominciare con qualche domanda banale o con un intervento che dimostri empatia per l'adolescente e i suoi problemi (per esempio: "deve essere stato difficile per te, questi ultimi mesi; ti va di parlarmene un po'?"). Il medico dovrebbe cercare di assumere un atteggiamento equilibrato, neutrale nei confronti dei sintomi e comportamenti dell'adolescente, che non vengono giudicati, ma con un interesse sincero per i suoi pensieri e sentimenti, per il suo punto di vista. Occorre non sminuire quello che dice l'adolescente, non mostrarsi condiscendenti, evitando d'altra parte un'eccessiva identificazione con l'adolescente, col suo modo di parlare e di comportarsi (Bostic e King, 2007; Braconnier, 2002; Eminson, 2005). Questo verrebbe immediatamente percepito come fasullo. Se il medico prova noia, rabbia, se ha fretta di concludere il colloquio o se si sente a disagio, è bene che ne sia cosciente e che esamini questi sentimenti, se possibile senza permettere che interferiscano col suo lavoro (Eminson, 2005; Gabbard, 1998).

Nell'insieme del colloquio il medico, attraverso l'osservazione, il canale verbale e altri mezzi, dovrebbe aver valutato il funzionamento del paziente in vari ambiti (famiglia, scuola, socializzazione, lavoro; ma anche mondo interiore, immagine di sé, autostima, pensieri, fantasie...); stimato il suo livello di sviluppo generale e nelle specifiche aree di competenza (livello cognitivo, per esempio); ed esplorata l'area della psicopatologia ricercando sintomi e segni di disturbi conclamati o subclinici (AACAP, 1997; Marcelli e Braconnier, 2008). Con il crescere dell'età del paziente, il colloquio diventa via via più simile a un classico colloquio con un adulto.

Se l'adolescente affronta un argomento in maniera indiretta ("ho un amico che...", "ma è vero che l'AIDS si prende dalle tazzine del bar?" o "in TV hanno detto che..."), gli si risponde nello stesso modo, senza tentare di smascherarlo (Lewis, 1996). Non si tratta di ipocrisia né da una parte né dall'altra, ma di rassicurare l'adolescente sul-l'esistenza reale del colloquio come spazio a lui dedicato (Jeammet, 1992).

Prima o poi dovranno essere affrontati argomenti sensibili: sessualità e vita rela-zionale, uso di droghe, eventuali ideazioni suicidarie, sintomi psicotici. Il modo mi-gliore di farlo è senza giri di parole, in maniera diretta e naturale.

4.3   Il colloquio con i genitori nella consultazione ambulatoriale

Nel corso della consultazione ambulatoriale è pressoché inevitabile che prima o poi si convochino i genitori per un colloquio a loro riservato. Pressoché inevitabile, ma anche invariabilmente utile: un colloquio con i genitori dà modo di raccogliere no-tizie che non è stato possibile ottenere prima, è occasione di osservare la coppia nel-le sue interazioni e permette a volte di intervenire con delicatezza su alcune temati-che. I genitori arrivano al colloquio con dubbi e domande di ogni genere: mio figlio è normale? Io sono normale? È colpa nostra? Ho torto di preoccuparmi? Cos'ha che non va mio figlio, qual è la diagnosi? Cosa si può fare?

Gli obiettivi di un colloquio con i genitori (AACAP, 1997; Eminson, 2005; Ke-stenbaum e Williams, 1988; Mazet e Houzel, 1999) sono essenzialmente tre:

1) ottenere chiarimenti e maggiori dettagli su motivazioni per la consultazione, sin-tomi del bambino o ragazzo, il suo contesto attuale (familiare, scolastico, socia-le...) e sulla storia evolutiva; a sua volta, il medico ha l'occasione di rispondere ai dubbi e alle domande dei genitori che possono non aver voluto o potuto espri-mere in prima visita. In generale, i compiti dello psichiatra dell'età evolutiva in-cludono la necessità di mettere mano (per chiararla) alla confusione tra quello che i genitori pensano sia il problema e il problema vero, al tempo stesso riuscendo a coinvolgere i genitori nel processo clinico;

2) farsi un'idea della personalità dei due genitori e delle relazioni nella coppia; ri-conoscere la natura dei legami affettivi tra ciascun genitore e il figlio, e capire che ruolo ha il figlio nelle relazioni della coppia;

3) prendere in considerazione un'eventuale sofferenza psichica dei genitori; talora possono esprimere una propria difficoltà personale solo attraverso quella del fi-glio; e, viceversa, il fatto che il figlio abbia dei problemi spesso genera sofferen-za. Tuttavia, occorre fare attenzione ed evitare di entrare troppo a fondo nelle pro-blematiche dei genitori, magari con le migliori intenzioni: la richiesta di aiuto di un genitore che viene a una consultazione per il figlio è ben diversa da una ri-chiesta diretta, per se stesso. Sarebbe assolutamente fuori luogo voler affrontare di petto problematiche personali e conflitti di coppia.

I genitori sono spesso delle buone fonti di informazione sul loro figlio, il suo ca-rattere, la sua vita di tutti i giorni, in che cosa è bravo e in che cosa lo è di meno, i rapporti in famiglia con loro e con i fratelli, se ce ne sono. Nel corso della prima vi-sita si è ampiamente sfruttata questa loro capacità, ma molte cose possono essere det-te diversamente o con più precisione in un colloquio a loro riservato. Per quanto ri-guarda il disturbo, i genitori sono generalmente abbastanza sensibili nel percepire che qualche cosa non va, anche se possono esserlo di meno nella definizione esatta del problema (Bollea, 1980); e si dimostrano spesso abbastanza precisi nel descrivere sintomi (esordio, durata, caratteristiche). Occorre però essere consapevoli che vi possono essere, a seconda del contesto culturale della famiglia, differenze molto marcate nella percezione di un "disturbo" o "problema" come tale (Bornstein e Cote, 2004; McDermot, 1996): la scuola può segnalare un problema che i genitori non considerano tale, per esempio, e occorrerà lavorare anche su questo. Oltre alle notizie sul bambino o ragazzo, in un colloquio a loro riservato i genitori hanno modo di fornire, su di sé, sulle loro famiglie di origine, sulla loro storia di coppia, notizie che non sarebbero disposti a esprimere davanti al figlio. Perciò un colloquio con i genitori, in primo luogo, permette di raccogliere notizie (sul paziente, sul disturbo, sui genitori stessi) che per vari motivi non era stato possibile raccogliere in prima visita.

Come in ogni forma di incontro interpersonale, un colloquio è uno scambio in cui coesistono comunicazioni in forma verbale e non verbale. Il colloquio con i genitori offre al clinico un contesto per un'osservazione dei genitori individualmente e una ricognizione delle loro interazioni dinamiche come coppia. Accade spesso che, là dove sono presenti difficoltà in un bambino o ragazzo, queste si accompagnino a problematiche dei genitori o tra i genitori (ma attenzione, non è sempre detto che tra le due cose il rapporto sia diretto e causale). Una conoscenza un po' più approfondita dei genitori, individualmente e come coppia, permette al clinico di completare il quadro che si sta formando (il paziente e i suoi problemi) ed eventualmente di disporre di uno strumento in più nel progettare un intervento (per esempio, in un certo numero di casi può essere utile cominciare con un counselling della coppia dei genitori su tematiche educative).

Il colloquio con i genitori, infine, crea anche uno spazio neutro in cui arrivare a comprendere quale immagine hanno i genitori del figlio, dei suoi problemi, e dei loro atteggiamenti nei suoi confronti (Mazet e Houzel, 1999), eventualmente lavorando con molto tatto sul renderli consapevoli. D'altra parte il fissare e lo svolgere un colloquio con i genitori li fa sentire riconosciuti; si attribuisce importanza alla loro storia, al loro punto di vista, li si ascolta; si fa loro capire che sono importanti come persone e come coppia, contribuendo a costruire un legame terapeutico efficace (Capozzi, 2000); il che in età evolutiva è richiesto non solo col paziente (bambino o ragazzo) ma anche con i genitori. Occorre ricordare che, nel contesto di una consultazione ambulatoriale, non si tratta di terapia individuale o di coppia; gli obiettivi del colloquio con i genitori saranno primariamente quelli di un complemento di notizie e informazioni ai fini della diagnosi-orientamento diagnostico finale; ciò non toglie che un colloquio con i genitori ben condotto possa porre le basi per una maggiore consapevolezza in vista di un'eventuale psicoterapia individuale o di coppia. Può succedere che durante un colloquio si accendano tensioni nella coppia; il colloquio si allontana dal suo scopo e diventa uno scambio di recriminazioni e accuse reciproche tra i genitori, a volte difficili da contenere. Anche in questo caso occorre ricordare gli obiettivi di questo incontro, incoraggiando i genitori a riportare l'attenzione al figlio e ai problemi che li hanno portati alla consultazione. Se la conflittualità non accenna a spegnersi, può essere il caso di concludere il colloquio.

Come ogni forma di colloquio, il colloquio con i genitori si può schematicamente suddividere in tre momenti: un'apertura iniziale, una fase intermedia e una conclusione. La specificità del colloquio con i genitori sta nel fatto che, appunto, gli interlocutori sono due e che, oltre alle due individualità presenti, si aggiunge una terza "unità", la coppia.

Il colloquio si apre nella maniera consueta, facendo accomodare i genitori in una stanza adeguatamente attrezzata, dopo aver salutato, essersi presentati e aver spiegato a grandi linee il proprio ruolo e ciò che succederà. Nei limiti del possibile, è bene fornire un ambiente accogliente, che dia un senso di riservatezza e di serietà: sedie confortevoli e in numero sufficiente, scrivania libera da altro lavoro, niente telefonate: una tale atmosfera può incoraggiare i presenti a parlare liberamente e con sincerità, così come l'usare un tono terra-terra ma cortese e il dare un'impressione di calore e apertura, per esempio facendo sentire i genitori a loro agio parlando del più e del meno per qualche minuto. Quindi occorre mettersi al lavoro senza perdere troppo tempo; questo mostra ai genitori che si dà importanza alla loro presenza e ai problemi che portano.

Nella fase intermedia, si entra in argomento, perseguendo gli obiettivi del colloquio (vedi sopra). Sono valide anche in questo caso le indicazioni generali sulla conduzione di un colloquio: assumere un atteggiamento di ascolto attivo, nel quale si dimostra di essere attenti e presenti a ciò che viene detto tramite segnali non verbali (per esempio, sorridere, annuire, assumere una postura aperta) e verbali. Quando si fanno domande, evitare domande allusive. In alcune occasioni, quando per esempio ciò che il genitore ha detto ha un forte contenuto emotivo, può essere utile ripetere, parafrasando ("uhm...sua madre era una donna straordinaria ma molto invadente, la faceva arrabbiare..."): è una tecnica che mostra una rispettosa attenzione per le emozioni appena espresse e dà agli interlocutori l'occasione di prenderne consapevolezza (Cox et al., 1981). È bene non dare mai nulla per scontato e se necessario chiarire qualcosa, farlo, con domande dirette, ma aperte (vedi sopra). In ogni momento, essere pronti a rilevare eventuali incoerenze, cose che non quadrano ecc.; se pare il caso, si possono con estrema delicatezza far notare ai presenti.

Il colloquio con i genitori, rispetto a un generico colloquio clinico, ha ovviamente le sue specificità (AACAP, 1997). È un colloquio di coppia in contesto ambulatoriale, con obiettivi suoi propri, durante il quale dovranno essere raccolte alcune notizie e affrontati determinati argomenti, con un insieme di tecniche non direttive (si lascia parlare la coppia liberamente) e di domande mirate, che vengono indirizzate alla coppia, ma anche a ciascuno dei due genitori, individualmente.

Un modo utile di entrare in argomento è quello di descrivere a grandi linee i motivi del colloquio: i genitori spesso staranno più o meno consciamente ponendosi molte domande a riguardo e dare una esplicita spiegazione può alleviare le loro preoccupazioni (per esempio: "questa è un'occasione di parlare faccia a faccia dei problemi di Barbara", "vi ho chiesto di venire per conoscere il vostro punto di vista sulle difficoltà di Niccolò..."). Quindi si incoraggiano i genitori a esprimersi; l'idea è sempre di dare la direzione desiderata, con domande o precisazioni mirate; poi lasciare spazio a quanto verrà comunicato spontaneamente (prendendo nota se possibile di chi parla principalmente, se c'è disaccordo tra i due ecc.); e, successivamente, approfondire o precisare tale o talaltro aspetto, facendo domande dirette al padre e alla madre: "Suo marito ha detto che...; lei come la pensa a riguardo?). Se parla soprattutto un genitore, prendere nota; bisognerà trovare il momento opportuno per coinvolgere anche l'altro. Chiedere alcune notizie complementari sull'anamnesi, cosa spesso necessaria in ogni caso, può anche fornire un supporto concreto nel caso di un colloquio che si avvia difficilmente. Esplorare il punto di vista dei genitori sul problema del figlio e che misure hanno preso per affrontarlo o risolverlo, e con quale successo.

Un importante obiettivo del colloquio con i genitori è quello di farsi un quadro del loro stato mentale e delle dinamiche della coppia (Mazet e Houzel, 1999). Farli parlare di sé, con domande sulle loro famiglie di origine, se erano molti fratelli, i rapporti con i propri genitori; farli descrivere la loro storia di coppia, come si sono conosciuti ecc., come sono andate, negli anni, le cose. Chiedere loro, se è il caso, di eventuali relazioni precedenti, altri matrimoni ecc. Se ci si accorge di aver affrontato un argomento particolarmente sensibile per l'uno o l'altro (silenzi, resistenze a rispondere, risposte a monosillabi, tono della voce, contenuti) si può modificare l'approccio, cominciando da un altro argomento; se è il caso di insistere (eccezionalmente), si potrà ritornare sul punto sensibile arrivandoci da un'altra strada.

Un altro obiettivo è di chiarire che immagine hanno del figlio (il paziente) e dei problemi per cui l'hanno portato quali sono i loro rapporti con lui e, più in generale, i rapporti esistenti in famiglia (Lewis, 1996). A questa richiesta può opporsi un silenzio, l'obiezione di aver già detto tutto nella prima visita; in tal caso si può spiegare per esempio che, sì, si è già detto molto in prima visita, ma questa è un'occasione in cui sono soli e possono forse parlare più liberamente. Farsi descrivere il figlio, il suo funzionamento generale, cosa sa fare, in cosa è bravo, i rapporti in famiglia (tensione? Aggressività?), con i fratelli. Esplorare se i due genitori sono d'accordo tra di loro su tematiche educative nei confronti dei figli o se invece c'è una certa incoerenza (il padre dice e fa una cosa, la madre un'altra); su che aspetti c'è incoerenza? Si procede dallo specifico (il problema, che idea si sono fatti loro del problema, delle sue origini ecc.), verso il generale: farsi descrivere, prima da uno poi dall'altro, com'è il figlio, come lo vedono loro: "che tipo è, secondo lei? E secondo lei?".

Una domanda da tenere da parte per la fine del colloquio (lascia ai genitori materia su cui riflettere), e da fare a ciascuno dei due genitori a turno, è: "secondo lei, a chi somiglia? E secondo lei?". È una domanda che può sconcertare; spesso i genitori sembrano inizialmente non sapere che fare ("in che senso?"; "vuol dire... fisicamente?"). Spinge i genitori a cercare aspetti di somiglianza, quindi di identificazione, con il figlio e con le sue difficoltà, favorendo talora un riavvicinamento, in un legame a volte provato dal protrarsi di sintomi e relativi fastidi; relativizza, ridireziona l'attenzione dei genitori sul bambino/ragazzo allontanandola dal sintomo su cui spesso le cose si focalizzano. Quando nel figlio aspetti, magari fino a quel punto visti solo come irritanti, vengono invece riconosciuti come simili a caratteristiche proprie attuali o pregresse, si è fatto un primo passo verso una migliore comprensione, quindi un migliore rapporto, il che favorisce ogni presa in carico ("Sì... somiglia... somiglia a me, in verità, anche io alle elementari ero una peste"). Le risposte possono rimanere anche su un piano molto concreto, di semplice somiglianza fisica. A volte la domanda non viene proprio compresa o c'è un rifiuto di rispondere. In ogni caso, si avranno indicazioni utili (per esempio circa: capacità empatiche dei genitori, rigidità emotiva ecc.); ogni risposta comunque va letta anche in relazione al livello socioculturale.

La conclusione di un colloquio con i genitori dovrebbe costituire un riassunto di quanto è stato fatto e detto e l'occasione per i genitori di fare domande, di precisare qualcosa o correggerlo. Quando il colloquio si sta avviando alla conclusione è bene dirlo esplicitamente; chiudere con delicatezza l'argomento di cui si stava parlando, e cominciare a concludere, restituendo ai genitori un riassunto di ciò che è stato detto, delle emozioni che loro hanno espresso e dei meccanismi sottostanti. Lasciare del tempo a disposizione per eventuali domande dimostra sensibilità e attenzione; si può quindi spiegare cosa avverrà in seguito (i prossimi appuntamenti per una valutazione, per esempio) e rendere espliciti i nessi di questo colloquio col resto della consultazione.

Può essere consigliabile fissare altri appuntamenti per i genitori, se esiste la possibilità materiale; sia per completare il lavoro diagnostico sia come follow-up nel caso, per esempio, sia stata indicata per il figlio una presa in carico riabilitativa o terapeutica.

Soprattutto (Lewis, 1996; Mazet e Houzel, 1999), il medico non deve temere di esprimere opinioni e indicazioni chiare. I genitori, alla fine del colloquio, e più in generale alla fine della consultazione, devono uscire con l'impressione di aver capito ciò che è stato detto loro (sul disturbo del figlio e le sue cause, per esempio, o sulle motivazioni per un'indicazione terapeutica) e non con un senso di confusione che genera, ancora più del disturbo, preoccupazione e ansia.

Naturalmente alla consultazione ambulatoriale si può presentare la situazione considerata più classica (figlio più una coppia di genitori, padre e madre, che vivono insieme e vengono entrambi alla consultazione); così come si possono presentare tutte le altre possibili tipologie di rapporto, tra cui: genitori separati che convivono o che sono da anni con un altro compagno/a o coniuge; situazioni in cui un genitore non può, o non vuole, venire alla consultazione; genitori single; genitori di bambini adottati. Nessuna di queste situazioni preclude, in linea di massima, il colloquio "con i genitori"; a condizione di adattarsi alle necessità dettate dal singolo caso (e con attenzione alle questioni legali di affidamento del minore, patria potestà ecc.) è possibile perseguire gli obiettivi del colloquio con la coppia di genitori, applicando le tecniche generali e specifiche descritte, anche nei casi, per cose dire, meno tipici. Quello che conta veramente è di vedere in colloquio gli adulti significativi con i quali il paziente (bambino o ragazzo) vive e che se ne occupano: gli anglosassoni hanno risolto il problema con il termine tuttofare *caregiver*.

4.4   Contatti con la scuola

La consultazione ambulatoriale in età evolutiva per sua natura utilizza diverse fonti di informazione: il paziente, i suoi genitori, ma talora anche, come vedremo qui, gli insegnanti (AACAP, 1997). L'obbligo scolastico di legge fa sì che buona parte della vita di bambini e ragazzi si svolga tra le mura di una scuola o comunque ruoti intorno a essa. Nel corso di una consultazione ambulatoriale in età evolutiva, perciò, può essere necessario prendere contatto con la scuola frequentata dal paziente.

A scuola il bambino utilizza le sue competenze emergenti ai fini dell'apprendimento, ed esercita la sua abilità sociale; in entrambi questi ambiti possono emergere problemi; e a scuola si possono rendere evidenti difficoltà che originano altrove, per esempio disturbi reattivi a qualche avvenimento familiare (de Ajuraguerra, 1980). Se la segnalazione di un problema ha avuto origine a scuola (per esempio una difficoltà di apprendimento riferita ai genitori dall'insegnante di prima elementare), sembra ovvio voler sentire il punto di vista di chi ha per primo percepito la presenza di un problema. Quando nel corso della consultazione la natura di un problema, magari non segnalato in primis dalla scuola, si va però definendo come appartenente al gruppo dei disturbi di apprendimento o che possono incidere sull'apprendimento, è bene parlare con gli insegnanti per capire che percezione hanno loro delle difficoltà del bambino. In ogni caso è sempre utile e spesso indicativo ottenere informazioni su come funziona il bambino o ragazzo nel contesto scolastico. Viceversa, prendere contatto con la scuola e gli insegnanti significa dimostrargli che si dà importanza al loro ruolo, a ciò che hanno da dire, e comunica che il problema è stato preso in carico, che c'è un intervento in corso d'opera (è una conferma che può sostenere gli insegnanti nel loro ruolo spesso difficile). Più avanti, nella presa in carico, contatti con insegnanti/scuola possono prendere una funzione di counselling (per esempio alla fine della consultazione può essere utile in alcuni casi un colloquio con gli insegnanti per illustrare la natura delle difficoltà del paziente e concordare un approccio pedagogico ad hoc).

Gli insegnanti possono fornire informazioni complementari a quelle che si sono ottenute da altre fonti (Achenbach et al., 1987); infatti, hanno modo di osservare il funzionamento del bambino (o ragazzo) sia per quanto riguarda l'apprendimento sia per quanto riguarda i rapporti sociali con altri bambini e con gli adulti; questo fatto viene sfruttato da diversi strumenti standardizzati per lo screening di psicopatologia o altri problemi nel bambino, che prevedono un questionario per gli insegnanti. Gli insegnanti sono in misura di confrontare ciò che osservano con un gruppo di pari età, e con quanto hanno appreso dall'esperienza. Inoltre, gli insegnanti possono avere un'obiettività, nel rilevare e descrivere un problema, che a volte manca ai genitori. D'altra parte, chi insegna non dovrebbe sostituirsi al medico: accade talora che un insegnante allarmi inutilmente un genitore, e semini molta confusione, dicendogli, senza avere né la formazione né gli elementi per saperlo, che, secondo lui, il figlio ha tale o talaltro disturbo.

I contatti con la scuola non sono sempre semplici da mettere in pratica, per via dei numerosi impegni delle parti interessate; e non sono sistematicamente indicati o indispensabili. Talora può anche essere sufficiente solo un contatto telefonico; in molte occasioni sarà il solo possibile. Un vero e proprio colloquio con gli insegnanti andrebbe ricercato solo nei casi in cui si ritiene davvero necessario e utile comunicare con loro di persona, come per esempio per alcuni disturbi comportamentali gravi. Valgono i principi generali descritti per i colloqui, tenendo a mente che in questo caso gli obiettivi sono soprattutto di capire come funziona il paziente in classe e a scuola, ed eventualmente quali sono le attitudini dell'insegnante nei suoi confronti; non di passare al setaccio l'intera vita interiore dell'insegnante. Occorre sempre tenere a mente i limiti della riservatezza; deve essere detto chiaramente ai genitori e al bambino che ci sarà un contatto con la scuola e per quale motivo, rassicurandoli sui limiti di ciò che verrà detto in colloquio. Nel colloquio con gli insegnanti non andrebbero divulgati dettagli sulla situazione clinica del paziente e della sua famiglia, ma solo quanto è eventualmente necessario a far comprendere la natura delle difficoltà del bambino per quel che può interessare l'apprendimento e la vita scolastica; anche nei confronti delle comunicazioni dell'insegnante occorre esercitare una simile discrezione.

Oltre al colloquio/ai colloqui, se il disturbo ha una forte incidenza sul funzionamento scolastico, può essere indicato, quando si è costruito un rapporto valido e collaborativo con uno o più interlocutori a scuola, mantenere tali contatti, per quanto possibile, per seguire con un feed-back continuativo l'andamento di un lavoro riabilitativo, per concordare strategie di intervento in classe o per comunicare alcune notizie sull'esito della consultazione. Nelle scuole pubbliche in Italia questo avviene sistematicamente, nel caso di pazienti con una certificazione di disabilità, con le riunioni di GLH (gruppo lavoro handicap).

Bibliografia

AACAP-American Academy of Child and Adolescent Psychiatry (1997) Practice parameter for the psychiatric assessment of children and adolescents. J Am Acad Child Adolesc Psychiatry 36(suppl):4s-20s

Achenbach TM, McConaughy SH, HowellCT (1987) Child/adolescent behavioral and emotional problems: Implications of cross-informant correlations for situational specificity. Psychological Bulletin 101(2):213-232

Bollea G (1980) Compendio di neuropsichiatria infantile. Borla, Roma

Bornstein MH, Cote LR (2004) "Who is sitting across from me?" Immigrant mothers' knowledge of parenting and children's development. Pediatrics 114:557-564

Bostic JQ, King RA (2007) Clinical assessment of children and adolescents: Content and structure. In: Martin A, Volkmar F, Lewis M (eds) Lewis's child and adolescent psychiatry - A comprehensive textbook. Lippincott Williams & Wilkins, Baltimore, pp 323-344

Braconnier A (2002) La consultation therapeutique en adolescence. Cours de psychopathologie de l'adolescent, année 2002-2003. Appunti personali

Capozzi F (2000) Psychodynamic counselling with parents of children with developmental disabilities. Psychodynamic Counselling 6:489-503

Cox A, Hopkinson K, Rutter M (1981) Psychiatric interviewing techniques. I. Methods and measures. Br J Psychiatry 138:273-282

Cox A, Hopkinson K, Rutter M (1981) Psychiatric interviewing techniques. II. Naturalistic study: eliciting factual information. Br J Psychiatry 138:283-291

Cox A, Hopkinson K, Rutter M (1981) Psychiatric interviewing techniques. III. Naturalistic study: eliciting feelings. Br J Psychiatry 138:406-415

Cox A, Rutter M (1985) Diagnostic appraisal and interviewing. In: Rutter M, Hersov L (eds) Child and adolescent psychiatry: modern approaches, 2nd edn. Blackwell Scientific Publications, Boston pp 233-248

de Ajuraguerra J (1980) Manuel de Psychiarie de l'enfant, Masson, Paris

Eminson M (2005) Assessment in child and adolescent psychiatry. In: Gowers SG (ed) Seminars in child and adolescent psychiatry. Royal College of Psychiatrists, London

Ferrari S, Blum J, Kelly P (2012) How to collaborate with other specialties. In: Fiorillo A, Calliess IT, Sass H (eds) How to succeed in psychiatry: a guide to training and practice. John Wiley & Sons Ltd, pp 211-255

Gabbard GO (1995) Psichiatria psicodinamica. Raffaello Cortina, Milano

Gabbard GO (1998) Countertransference issues in psychiatric treatment. Review of Psychiatry, vol. 18, Review of Psychiatry series, American Psychiatric Press, Washington

Gillam WS, Mayes LC (2007) Clinical assessment of infants and toddlers. In: Martin A, Volkmar F, Lewis M (eds) Lewis's child and adolescent psychiatry - A comprehensive textbook. Lippincott Williams & Wilkins, Baltimore, pp 309-323

Goldberg PE (2000) The physician-patient relationship: three psychodynamic concepts that can be applied to primary care. Arch Fam Med 9:1164-1168

Greenspan SI, Thorndike Greenspan N (2003) The clinical interview of the child, 3rd edn. American Psychiatric Publishing Inc, Washington

Ivancich Biaggini V (2004) Il funzionamento cognitivo borderline in età evolutiva: un rischio sottovalutato? Psicologia Clinica dello Sviluppo 7:25-41

Ivancich Biaggini V (2006) Prima visita e colloquio clinico in psichiatria dell'età evolutiva. In: Guidetti V, Galli F (eds) Neuropsichiatria dell'infanzia e dell'adolescenza - Approfondimenti. Il Mulino, Bologna

Jeammet P (1992) Psicopatologia dell'adolescenza. Borla, Roma

Kestenbaum CJ, Williams DT (1988) Handbook of clinical assessment of children and adolescents. 2 vol. New York University Press, New York

King RA, Noshpitz JD (1991) Pathways of growth: essentials of child psychiatry. Wiley, New York

Lewis M (1996) Psychiatric assessment of infants, children and adolescents. In: Lewis M (ed) Child and adolescent psychiatry: a comprehensive textbook. Williams & Wilkins, Baltimore, pp 440-457

Marcelli D, Braconnier A (2008) Adolescence et psychopathologie. Masson, Paris

Martin A, Volkmar Fr, Lewis M (2007) Lewis's child and adolescent psychiatry - A comprehensive textbook, 4th edn. Lippincott Williams & Wilkins, Baltimore

Mayes L (1996) Infant assessment. In: Lewis M (ed) Child and adolescent psychiatry: a comprehensive textbook. Williams & Wilkins, Baltimore, pp 430-440

Mazet P, Sibertin-Blanc D (1982) L'examen de l'enfant. EMC Encyclopédie médico-chirurgicale, Psychiatrie I. Paris

Mazet P, Houzel D (1999) Psychiatrie de l'enfant et de l'adolescent. Maloine, Paris

McDermot JF (1996) Effects of ethnicity on child and adolescent development. In: Lewis M (ed) Child and adolescent psychiatry: a comprehensive textbook. Williams & Wilkins, Baltimore, pp 410-415

McDermot JF, Robillard A, Cahr WF et al (1983) Cultural variations in family attitudes and their implications for therapy. J Am Acad Child Psychiatry 22:454-458

Nagel T (1998) Concealment and exposure. Philosophy & Public Affairs 27:3-30

Sullivan HS (1953) The psychiatric interview. WW Norton, New York

Sullivan HS (1955) The interpersonal theory of psychiatry. WW Norton, New York

Tonge BJ (1998) Common child and adolescent psychiatric problems and their management in the community. Med J Aust 168:241-248

5.1   Introduzione. Principi generali di semeiotica in psichiatria infantile

Sia la prima visita sia i colloqui successivi hanno in ultima analisi l'obiettivo di rilevare informazioni e dati utili al fine ultimo della consultazione ambulatoriale, cioè formulare un orientamento diagnostico che permetta di dare indicazioni mirate sulla successiva presa in carico. Tali informazioni e dati si rilevano: 1) partendo da ciò che viene detto spontaneamente in visita e dalle risposte a domande fatte dal medico; e 2) dall'osservazione di segni indicativi, i quali possono emergere spontaneamente o venire ricercati mediante stimolazioni specifiche. Queste stimolazioni, quando sono organizzate secondo un principio direttivo, possono essere chiamate *prove* o *tecniche*; mentre in generale il fatto di saper osservare e rilevare (eventualmente tramite prove o tecniche) i segni di una situazione di disturbo o di patologia si definisce *semeiotica*, in questo caso semeiotica in psichiatria dello sviluppo.

Una valutazione ambulatoriale di tale o talaltro aspetto, perciò, non è altro che l'applicazione mirata dei principi tecnici e delle prove di semeiotica, il cui campo di applicazione è potenzialmente esteso a ogni forma di incontro con il paziente (sia la prima visita sia i colloqui, quindi). Chiaramente la prima visita sarà perlopiù occupata dalla raccolta anamnestica; ciò non toglie che possa offrire molte occasioni per osservare e rilevare segni indicativi, e anche talora per proporre alcune prove. Tuttavia è il colloquio a fornire il contesto principale in cui svolgere una valutazione ambulatoriale.

Il colloquio con il paziente, assieme a eventuali appuntamenti successivi, fornisce la cornice clinica e la struttura entro cui rilevare sintomi e segni indicativi di disturbi, e approfondire aspetti dubbi già messi in evidenza nei primi incontri di raccolta anamnestica; rimanendo in un contesto idealmente in continuità con quello della prima visita (cioè fisicamente nello stesso posto, con un numero limitato di appuntamenti ravvicinati nel tempo tra di loro e alla prima visita, e con lo stesso clinico). Gli aspetti da valutare possono riguardare diversi aspetti: il funzionamento neurologico, lo sviluppo cognitivo, le competenze motorie, comunicative, il linguaggio, il quadro dell'affettività, delle emozioni; più in generale l'assetto psichico, il contesto familiare o scolastico.

Saranno per primi affrontati i metodi per una valutazione ambulatoriale delle funzioni cognitive e neuropsicologiche; possono costituire una griglia di riferimento utile per l'analisi di dimensioni più complesse della psiche (in particolare il livello cognitivo generale). Verranno quindi descritti metodi e procedure per l'esame delle funzioni mentali e della psicopatologia in età evolutiva. Le due sezioni successive si occuperanno rispettivamente del disegno e del gioco quali metodiche che si offrono sia alla valutazione di aspetti cognitivi e neuropsicologici sia all'esame psicopatologico del paziente. Infine, si parlerà brevemente dei test standardizzati e del loro possibile ruolo in una consultazione ambulatoriale.

Le tecniche e i metodi che permettono di valutare informalmente tali aspetti hanno come caratteristiche comuni di non essere esigenti in termini di tempo e di materiali (cioè sono procedure semplici e relativamente veloci), di non richiedere un training impegnativo e di fornire indicazioni utili in tempi brevi. Il medico costruisce una valutazione ambulatoriale ad hoc, in funzione dell'età del paziente, dei motivi per la consultazione e soprattutto delle ipotesi di lavoro che via via si vanno costruendo nel corso di prima visita e colloqui successivi.

Può sembrare che si chieda allo psichiatra dell'età evolutiva di saper fare un po' di tutto: dall'esame neurologico alle valutazioni neuropsicologiche, al colloquio psichiatrico; e in effetti è così. Le conoscenze dello psichiatra dell'età evolutiva dovrebbero estendersi a tutte le discipline e approcci tecnici e pratici che toccano il suo campo specialistico perché:

- è vitale che lo psichiatra dell'età evolutiva sia, per ciascun paziente, in grado di fare autonomamente una valutazione (perlomeno preliminare) di ogni sfaccettatura delle sue problematiche, senza doversi appoggiare su altre professionalità che potrebbero non essere disponibili (situazioni di scarse risorse, emergenze);
- una buona conoscenza delle diverse discipline e approcci tecnici propri del suo campo permette allo psichiatra di utilizzare in maniera mirata le capacità professionali dei tecnici e altri specialisti che ha a disposizione (terapisti della riabilitazione neuro-psicomonoria in età evolutiva o TRNPMEE, logopedisti, psicologi, psicoterapeuti, neurologi, neurofisiopatologi ecc.), di richiedere a ragion veduta approfondimenti, valutazioni e interventi effettivamente necessari e utili caso per caso e di interpretarne i risultati inserendoli in un quadro generale.

5.2   Screening neurologico

Anche in pazienti che non vengono in consultazione per sintomatologia neurologica manifesta, come si presume sia il caso della maggior parte dei pazienti di una consultazione di *psichiatria* dell'età evolutiva, può presentarsi la necessità di valutare l'integrità del sistema nervoso centrale e, più in generale, lo stato fisico del paziente: la necessità di una visita pediatrica e di un esame neurologico variano da caso a caso, secondo la storia evolutiva del paziente, i sintomi riferiti e così via. Quanto sia opportuno che sia lo psichiatra stesso a eseguire una visita pediatrica o neurologica, è una questione che verrà affrontata alla fine di questa sezione (Mazet e Houzel, 1999). Comunque, un elementare esame fisico del paziente fornisce notizie sulla crescita (curve percentili di peso, statura, circonferenza cranica) e rileva eventuali dismorfismi, macchie cutanee e altri segni indicativi; il funzionamento del sistema nervoso centrale (Eminson, 2005) si può valutare da elementi riferiti, dall'osservazione (postura, motricità, comportamenti come lo svestirsi, il gioco, il disegno) e dalle prove di un breve esame neurologico (Tabella 5.1).

Nel bambino molto piccolo (età inferiore ai 2 anni) il sistema nervoso centrale ha caratteristiche diverse da altre età, legate al suo grado di maturazione. Nei neonati e nella primissima infanzia l'esame neurologico segue perciò un protocollo specifico e va a ricercare reazione e riflessi tipici della fase evolutiva (Benedetti, 1988). L'esame neurologico qui descritto si riferisce quindi a bambini più grandi.

Quale che sia l'età del paziente, i dati rilevati dovrebbero sempre essere riportati allo sviluppo normale del sistema nervoso centrale, descritto in qualsiasi buon manuale di neurologia pediatrica. Occorre cautela nel dare subito interpretazioni patologiche a un dato rilevato da un esame neurologico sommario; in caso di dubbio, programmare una visita neurologica pediatrica o gli altri approfondimenti necessari.

Una normale visita medica può, come si è detto, fornire alcuni segni indicativi; è bene che lo psichiatra dell'età evolutiva li conosca per poterli riconoscere o ricercare se è il caso (per quanto sia probabile che, se presenti, siano stati rilevati dal pediatra). Questo vale anche per dismorfismi facciali e altri segni fisici indicativi; in casi limite, come alcuni mosaicismi, accade che siano, assieme al problema comportamentale, psichiatrico o cognitivo che li porta in consultazione, i soli segni inizialmente evidenti (AACAP, 1997).

Lo stato di coscienza è un elemento dell'esame neurologico così come dell'esame psichiatrico. In un contesto di consultazione ambulatoriale, raramente sarà alterato in modo significativo; questo punto è invece importante in casi come le consulenze in reparto pediatrico (*liaison psychiatry*) o in pronto soccorso. Lo stato di coscienza andrebbe descritto: non limitarsi a "stato di veglia" o "stuporoso" o "stato confusionale", ma essere espliciti e dettagliati: cosa fa? Cosa non fa? Chiedere ai genitori se è una condizione abituale. Descrivere cosa succede se viene stimolato.

Per uno screening neurologico l'esame dei nervi cranici può comprendere una valutazione di reattività pupille, movimenti extraoculari, trigemino (sensibilità) e faciale (motilità viso). Per quanto riguarda i riflessi osteotendinei (ROT) classici, più che presenza e forza, sembra che la simmetria sia un indicatore più significativo in queste età (Devlin, 2003). La persistenza oltre una certa età di riflessi arcaici andrebbe rilevata.

Tabella 5.1 Screening neurologico in età evolutiva (dai 2 anni)

• Stato di coscienza
• Esame nervi cranici
• Riflessi ROT (simmetria); riflessi cutanei
• Osservazione postura, attività generale, comportamento spontaneo, lateralità
• Equilibrio
• Coordinazione mano-braccio: valutare grafismo
• Arti: attività motoria; tono muscolare passivo; forza muscolare; coordinazione
• Deambulazione; *fog-testing*

Si esaminano la motricità, la coordinazione e l'equilibrio innanzitutto osservando l'attività generale spontanea. La forza muscolare può essere stimata facendo estendere/flettere le braccia e le gambe contro resistenza (Devlin, 2003) e osservando con quanta fermezza tiene oggetti, matite. Con la stessa occasione, rilevare l'eventuale presenza di tremori.

Esaminare la lateralità: con che mano disegna/scrive? Con quale gamba calcia la palla? Con quale occhio scruta attraverso un cannocchiale immaginario? La lateralità è consolidata o ancora incerta?

Esaminare la postura, l'equilibrio: come sta in piedi? Chiedergli di stare in piedi fermo "sull'attenti": sta fermo, oscilla? Fargli estendere le braccia in avanti a mani aperte e tese. Ci sono tremori? Se chiude gli occhi, c'è un'asimmetria tra destra e sinistra (una lieve asimmetria è frequente e, isolata, non sembra avere chiaro significato patologico; Devlin, 2003). Dare al paziente una leggera spinta: perde l'equilibrio?

Deambulazione: farlo camminare su una linea immaginaria, a occhi aperti e chiusi, avanti e indietro (Fog e Fog, 1963). Com'è lo schema motorio (sembra ben coordinato, goffo, si muove a scatti)? Rimane sulla linea, oscilla, sbanda? Mantiene la direzione? Fargli provare qualche passo di corsa e osservare schema motorio, coordinazione e agilità.

Far fare rapidi movimenti di prono-supinazione della mano a braccia estese. Prove di movimenti rapidi alternati e coordinazione: prova dito-dito (il dito del bambino deve toccare quello dell'esaminatore) o dito-naso (stando diritto in piedi, chiedergli di allargare le braccia a croce, poi, a comando, di toccarsi la punta del naso con il dito), sempre più velocemente, a occhi aperti o chiusi (precisone nel movimento, eventuali tremori). Prove di movimenti rapidi con le dita: unire a cerchio il pollice con le altre dita a turno, prova di "batteria"; la presenza di movimenti simili a sincinesie nella mano opposta non ha generalmente un chiaro significato nel bambino piccolo (Russo, 2000), avendo probabilmente origine maturativa.

Se in questo o altri momenti della consultazione dovessero emergere elementi di dubbio che rendono indicato un approfondimento, il paziente dovrebbe essere indirizzato a una consultazione neurologica pediatrica; salvo poi prendere contatto e coordinarsi con i colleghi per procedere in collaborazione, se si è in presenza di un disturbo distinto da quello neurologico (per esempio per eventuali aspetti psicopatologici in comorbilità).

Nei casi in cui lo psichiatra dell'età evolutiva ritenga indicato un esame fisico del paziente o un esame neurologico, si pone il problema di quanto sia opportuno che sia lo psichiatra stesso a praticare tale visita. La transizione dall'atmosfera di un colloquio psichiatrico al più classico rapporto medico-paziente non è semplice, né viceversa, e inoltre il paziente potrebbe attribuire un significato all'esame fisico che inciderebbe su ogni successivo rapporto con il medico. Infine, non tutti gli psichiatri dell'età evolutiva hanno un'esperienza approfondita in pediatria o neurologia. Per questo molti preferiscono inviare comunque il bambino a un pediatra o a un neurologo, mentre altri proporranno un invio, se è il caso, dopo avere eseguito un sommario screening; ogni psichiatra, come medico, deciderà in base alle sue preferenze personali.

5.3   Valutazione ambulatoriale delle competenze neuropsicologiche

5.3.1   Principi generali

La neuropsicologia dello sviluppo è una disciplina che si occupa, secondo un'ottica evolutiva, di studiare le funzioni cognitive e neuropsicologiche e le competenze, abilità o i comportamenti legati a tali funzioni (Bollea, 1980; Sabbadini, 1995). Appartengono al piano neuropsicologico, per esempio, l'attenzione, la memoria, l'attività motoria grossolana, le prassie, il linguaggio, la rappresentazione mentale, l'intelligenza generale, il problem-solving, la logica e così via. L'*abilità* grafica, sempre per proseguire con gli esempi, è una *competenza* nella quale collaborano varie funzioni neuropsicologiche (tra cui: programmazione motoria prassica, percezione visuospaziale, formazione di concetti e capacità di rappresentazione mentale).

Le funzioni neuropsicologiche sono parte fondamentale del funzionamento globale e intrattengono con le funzioni psichiche più elevate costanti interazioni di influenze reciproche, rese ancora più complesse dal movimento evolutivo. Perciò, esaminare il funzionamento del paziente sul piano neuropsicologico è parte integrante di ogni consultazione di psichiatria infantile; questo esame sarà più o meno approfondito (dalla rapida osservazione in visita, alla valutazione completa) a seconda del paziente, della sua età, del problema o disturbo per cui viene e di altri fattori.

Nella pratica della psichiatria dello sviluppo, un approccio di neuropsicologia clinica significa applicare i principi di questa disciplina alla comprensione globale del paziente e della natura/eziopatogenesi del problema (Bollea, 1980): qual è il suo assetto neuropsicologico attuale? Come si è sviluppato? Vi si possono individuare discronie di sviluppo, atipie, altri elementi correlabili al quadro clinico?

In altre parole, occorre:

- valutare la funzione neuropsicologica (inclusi i suoi prerequisiti) e l'eventuale disturbo di tale funzione;
- ricostruire la sua evoluzione nel tempo;
- comprenderne il ruolo nella genesi del "problema" del paziente in senso lato, incluso l'eventuale significato psicopatologico del disturbo neuropsicologico nell'economia globale del paziente.

Più avanti, i principi della neuropsicologia andranno applicati anche alla valutazione diagnostica, alla riabilitazione o terapia: come intervenire, sul piano neuro-psicologico, per avviare e sostenere il processo di guarigione? Quali caratteristiche neuropsicologiche sono da tenere in conto nella terapia?

Nel contesto di una consultazione ambulatoriale, una valutazione neuropsicologica sarà per necessità circoscritta e userà metodiche relativamente sommarie. Fatte le dovute concessioni ai limiti imposti dal contesto e dagli obiettivi di questa fase del percorso clinico, questo potrà rivelarsi sufficiente; oppure potrà rivelarsi necessario un invio per approfondimenti (per esempio una valutazione neurolinguistica completa eseguita da un terapista della riabilitazione in età evolutiva). In ogni caso, è importante conoscerne i principi elementari per essere in grado di utilizzare bene gli strumenti e le metodiche ove necessario; e perché, qualora si dovesse richiedere a un tecnico una valutazione più approfondita, la conoscenza di questi principi permette di fare la richiesta e leggere i risultati a ragion veduta.

Le prove di valutazione, in età evolutiva (siano esse standardizzate o empiriche), sono essenzialmente delle scale di sviluppo che sfruttano specifici comportamenti, correlati alle funzioni o competenze che si vogliono valutare, in sequenze tarate per età/livelli di sviluppo. Ogni competenza/funzione neuropsicologica normalmente si sviluppa secondo una sequenza abbastanza precisa; conoscendo tale sequenza, si può stabilire che un bambino è "indietro" o adeguato o "avanti" per quanto riguarda lo sviluppo di quella competenza; oltre uno scarto ragionevole la discronia diventa significativa (Sabbadini, 1995). Lo scopo è essenzialmente quello di circoscrivere un'età di sviluppo per quella funzione o competenza in quel paziente.

Nella pratica, per valutare un livello di competenza, quale che sia l'area interessata, si somministra la prova del caso cominciando dal livello corrispondente all'età cronologica del paziente. Se il paziente supera la prova, si procede con i livelli più complessi; quando non riesce più a superare la prova, si presume che il paziente abbia raggiunto il suo livello massimo per quella data competenza. Riferendosi all'età a cui "normalmente" (cioè, la maggioranza statisticamente significativa) si supera quella prova, si avrà l'età mentale o *età di sviluppo* (ES) del paziente per quella competenza. Se il paziente non supera la prova del livello corrispondente alla sua età, si riduce la complessità della richiesta, fino a che la prova non viene superata con successo. Anche in questo caso, l'età a cui è normale superare quella prova darà l'ES del paziente per questa competenza, che in questo caso sarà inferiore all'età cronologica.

In un caso e nell'altro l'ES dà, per il paziente, un'indicazione del suo *livello di sviluppo* per questa competenza/funzione. Il rapporto tra ES ed età cronologica (EC) del paziente dà un quoziente di sviluppo. La forma più diffusa di quoziente di sviluppo è il ben noto quoziente intellettivo o QI, cioè il rapporto tra età mentale (EM), valutata da una batteria standardizzata di prove intellettive, ed EC del paziente, in scala percentuale.

Una ES è utile ai fini clinici perché fornisce un'immagine chiara e leggibile del livello del paziente in una data area di competenza, e dello scarto con la sua effettiva EC. Differenze significative hanno quasi invariabilmente un'incidenza sulle difficoltà o sul disturbo del paziente. Le prove standardizzate danno età o punteggi di sviluppo molto precisi, validati sul piano statistico in popolazioni in genere (ma non sempre) ampie; sono quindi immediatamente confrontabili e molto utili in ambiti di ricerca. Tuttavia, anche la somministrazione più artigianale di prove ideate per un uso sul campo può fornire, sui livelli di sviluppo, indicazioni significative e utilizzabili nel procedimento diagnostico.

Lo status di sviluppo del paziente per quanto riguarda le varie competenze e funzioni neuropsicologiche sui differenti assi evolutivi costituisce il *profilo di sviluppo*. In linea generale, un profilo è una maniera di esprimere (perlopiù graficamente) i risultati ottenuti dal paziente a diverse prove di uno stesso test, o a diverse prove di una batteria. Nella pratica, a condizione di esprimere i risultati in maniera che siano confrontabili tra loro (come ES, per esempio), un profilo di sviluppo si può costruire mettendo insieme dati ottenuti da qualsiasi fonte: anamnesi, osservazione del bambino (quello che sa/non sa fare), ma principalmente dalle prove di valutazione ed eventualmente da test (per un esempio di empirico profilo di sviluppo, vedi: Ivancich Biaggini et al., 2004). Nel contesto di una consultazione ambulatoriale, il profilo di sviluppo potrà essere un semplice elenco delle ES del paziente in alcune competenze di rilievo; ma tracciare un profilo di sviluppo, almeno mentalmente, è comunque importante. Infatti il profilo di sviluppo permette di confrontare i livelli raggiunti da un paziente in settori diversi, ma interdipendenti, ottenendo un'immagine abbastanza chiara delle aree di forza e dei punti di caduta o debolezza del paziente ("ha 4 anni, ma sul piano del linguaggio in produzione funziona a malapena come un bambino di 2 anni, mentre per la comprensione sta più sui 3 anni e 8 mesi" dà immediatamente un'idea del quadro neuropsicologico e della situazione clinica). Un profilo di sviluppo è prezioso nel procedimento diagnostico, come strumento per ricostruire la patogenesi del disturbo; per collocare il disturbo in un contesto evolutivo generale e per tracciare una diagnosi evolutiva, prognostica; ed è spesso fondamentale nella programmazione di riabilitazione e terapia.

5.3.2 Competenze motorio-prassiche

5.3.2.1 Competenze motorie

In bambini piccoli (< 3 anni) e di età prescolare (3-5 anni), se sono emersi elementi di dubbio (per esempio un ritardo di sviluppo motorio, una riferita goffaggine ecc.), può essere indicato esaminare più da vicino la motricità generale. Come prima, l'obiettivo è di orientare e definire il procedimento diagnostico e le decisioni sulla presa in carico; in seguito, se necessario, potrà essere programmata una valutazione neuropsicomotoria approfondita fatta da un TRNPMEE o altro tecnico specificamente formato sull'età evolutiva.

Come già accennato, alcuni aspetti dello screening neurologico si sovrappongono all'esame psichiatrico, in particolare in questo caso quelli che riguardano postura e motricità, che saranno quindi indicativi, come anche molte osservazioni fatte durante la prima visita e successive.

Per cominciare, osservare lo stile motorio del bambino: è motoriamente molto attivo, un "tornado" o sembra statico, sempre fermo? È uno stato abituale per il bambino o si comporta diversamente dal solito per via dell'ambiente poco familiare? Osservare gli schemi di base, la stazione eretta, la deambulazione autonoma, i passaggi posturali (da seduto a in piedi, per esempio): sembra, proporzionalmente all'età, padrone del suo corpo, dei suoi movimenti oppure no? Successivamente, tramite l'osservazione e, se necessario, la sollecitazione diretta (si tratta di prove semplici da proporre, è sufficiente un'attrezzatura minima), si esaminano schemi più complessi, in cui intervengono maggiormente equilibrio, coordinazione, pianificazione motoria (nei bambini più grandi/bambini che dall'osservazione padroneggiano bene gli schemi elementari, si comincia da questo): corsa, lanciare/calciare una palla (gesto, direzione, intenzione), salire e scendere le scale, arrampicarsi su una sedia (in sicurezza e con attenzione!), triciclo, bici (difficilmente valutabili in consultazione: si ricostruisce dalle domande fatte in prima visita).

Nel valutare la motricità generale occorre:

- osservare *cosa* esegue il paziente: ha raggiunto il livello motorio che sarebbe normale per la sua età? È marcatamente indietro? Ci sono atipie? Per le tappe normali dello sviluppo motorio, ci si può riferire a un buon manuale e a testi di riferimento; per esempio Benedetti, 1988; Bostic, 2007; Lewis, 1996; Russo, 2000; Sabbadini 1995; Wijndhoven, 2004; WHO, 2006;
- osservare *come* il bambino esegue le posizioni, i passaggi posturali, i movimenti: oltre a tremori, mancanza di forza ecc. (vedi esame neurologico), sembra agile, ben coordinato o invece goffo, impacciato? Il suo progetto motorio è organizzato, essenziale o sembra caotico, pieno di movimenti non funzionali allo scopo? Esegue con fluidità o no?

5.3.2.2 Motricità fine; sviluppo prassico

Per "motricità fine" si intende generalmente la programmazione motoria dei movimenti muscolari di precisione di dita e mani, soprattutto, e delle braccia, in coordinazione con la percezione visiva. La competenza prassica è la capacità di progettazione e coordinazione del movimento in vista di uno scopo (Bollea, 1980; Mazzoncini et al., 1996), cioè saper usare gli schemi motori (in particolare quelli della motricità fine) per perseguire un obiettivo. Perciò l'area delle competenze prassiche riguarda l'attività motoria fine integrata ad altre competenze, soprattutto della sfera cognitiva (Sechi e Capozzi, 1995); significa cioè padroneggiare il movimento e integrarlo con l'intelligenza (comprendere l'obiettivo; comprendere quale schema motorio attivare; programmare il movimento utile a raggiungere l'obiettivo prefissato). Dagli 8 ai 24 mesi il bambino attraversa una fase sensibile per quanto riguarda lo sviluppo motorio-prassico. "Una cosa è camminare e prendere; un'altra cosa è camminare *per* prendere" (Levi, 1997).

Si valuta il livello motorio-prassico integrando:

- informazioni anamnestiche (tappe classiche di sviluppo motorio e prassico: per esempio: uso del cucchiaio, della forchetta, del coltello, delle forbici: sì o no, a che età, come le usa);
- osservazione del comportamento spontaneo;
- prove di vario tipo (informali e formali).

Uno schema valutativo semplice per una valutazione ambulatoriale delle competenze prassiche potrebbe per esempio comprendere le osservazioni e prove elencate nella Tabella 5.2.

5.3.3   Competenze rappresentative-simboliche

Nella teoria piagetiana (Piaget, 1967; Yates, 1996) il pensiero è un processo attivo che viene mosso dall'impulso del bambino a esplorare il mondo che lo circonda e a strutturare e organizzare le conoscenze così acquisite seguendo due meccanismi innati, l'assimilazione e l'accomodamento, in un movimento di progressivo adattamento del sistema psichico alla realtà che va scoprendo. Lo sviluppo mentale si svolge

Tabella 5.2 Un esempio di schema valutativo delle competenze prassiche

Prassie orali

Dal meno complesso al più complesso; dal meno evoluto al più evoluto (per screening in ritardi di linguaggio)
- Gonfiare le guance, masticare
- Mostrare i denti, protrudere la lingua ("Sai fare le linguacce? Guarda, così!")
- Soffiare, muovere la lingua volontariamente (sopra/sotto, destra/sinistra)
- Fischiare, fare una pernacchia

Prove con i cubi: torre (treno, ponte)

Come primo passo chiedere di fare; quindi, se non esegue, fornire un esempio da imitare
- Dopo l'anno: torre di 2-3 elementi
- A 2 anni: torre di almeno 6 elementi
- Tra i 3 e i 4 anni: torre di 10-15 elementi (variabilità anche a seconda delle dimensioni dei cubi)

Grafismo
- 18 mesi-2 anni: scarabocchia
- 3 anni: presa corretta del pennarello/matita
- Copia forme semplici: a 2 anni copia un cerchio; a 3 copia linee rette; a 3,6 copia una croce; a 4 copia un quadrato; a 5 una croce di S. Andrea

Prassie manuali
- Afferra l'oggetto, lo lascia cadere e lo tira su con presa a pinza (12 mesi)
- Gira bene le pagine di un libro (18 mesi-2 anni)
- Infila almeno 4 anelli sull'asta (2 anni)
- Tiene bene il pennarello (3 anni)
- Manipola e plasma la plastilina (3 anni)
- Nodo piano semplice (4-5 anni)
- Bottoni automatici: 4-5 anni
- Avvitare e svitare (tappo di un barattolo)
- Sbottonare (5 anni)
- Abbottonare (6-7 anni)
- Avvitare con un cacciavite (5,6-6 anni)
- Allacciare l'orologio dell'altro (5 anni)
- Fiocco (5-6 anni)
- Arrotolare un gomitolo di spago (6-7 anni)

Ritaglio

Prassia manuale + uso funzionale delle forbici + coordinazione bimanuale (forbici-carta-occhio)
- A 3 anni: usa le forbici per tagliuzzare (scarso controllo)
- Ritaglia una retta (4 anni), un quadrato (5 anni), un fiore (6 anni) (si disegna il modello da ritagliare su un foglio con un pennarello e si propone di ritagliare)

per stadi, ben definiti da caratteristiche del funzionamento mentale e da corrispondenti caratteristiche comportamentali osservabili. Le teorie di Piaget, per quanto siano nel tempo state oggetto di critiche e aggiornamenti alla luce di nuove conoscenze e metodiche sperimentali (Yates, 1996), continuano a offrire nella loro forma classica un utile modello alla comprensione dello sviluppo cognitivo (in senso lato) del bambino e in particolare illustrano bene il concetto di sviluppo simbolico.

Il neonato e il bambino piccolo funzionano su una modalità essenzialmente sensoriale e motoria (stadio sensomotorio, da 0 a 2 anni circa): il loro mondo si basa su oggetti concreti e presenti alla loro attenzione, su contesti definiti ecc. Attorno ai 24 mesi (stadio preoperatorio) si comincia a sviluppare la funzione simbolica del pensiero, ed è l'alba di una rivoluzione che definisce l'unicità del pensiero umano: perché si comincia a poter immaginare o pensare cose non concretamente presenti alla percezione che vengono rappresentate mentalmente e perciò diventano immaginabili, pensabili. Ne consegue che la funzione simbolica implica il concetto di rappresentazione mentale (Piaget, 1967; Yates, 1996).

Da questo momento il bambino diventa in grado di agire non solo sul piano concreto, con azioni reali (manipolative, tattili, percettive), su oggetti concreti; ma può anche rappresentarsi mentalmente persone, oggetti e azioni, e agire mentalmente su tali rappresentazioni (Karmiloff-Smith, 1995). Nasce quindi, tra l'altro, la potenzialità del *problem-solving*: il bambino, confrontato a un problema, potrà cercare la soluzione più efficace manipolando immagini mentali, prima di agire nella realtà (Ivancich Biaggini, 2006), per quanto il pensiero resti, per alcuni anni, ancora legato alla percezione, e i concetti astratti siano di là da venire. La funzione simbolica incide massicciamente sullo sviluppo del linguaggio; il processo di rappresentazione mentale permette la progressiva decontestualizzazione e astrazione del linguaggio, che comincia a riferirsi a cose non necessariamente presenti, e non necessariamente concrete, acquisendo il ruolo di uno strumento del pensiero. Il pensiero si muove dall'essere strettamente contestuale verso una progressiva decontestualizzazione e dal concreto verso l'astratto. L'evocazione differita di sequenze verbali udite da adulti, o da cartoni animati, è un fenomeno in cui, similmente, si vede agire la funzione simbolica, perché implica l'aver rappresentato mentalmente la sequenza che si può quindi rievocare in altri contesti, come il gioco; questo vale anche per l'imitazione differita di azioni proprie di altri contesti, di altre persone. Più avanti, sempre sottesi dalla funzione simbolica, compariranno e si svilupperanno in maniera sempre più articolata e complessa il gioco simbolico e la rappresentazione simbolica nel disegno. In particolare, dall'inizio dell'età scolare (6-11 anni, stadio delle operazioni concrete) l'oggettivazione del pensiero fa notevoli progressi. Le rappresentazioni mentali non consistono più solo nella riproduzione mentale di contenuti percettivi, ma, grazie al costante agire di processi di manipolazione e rielaborazione delle rappresentazioni stesse (Karmiloff-Smith, 1990; 1995), emergono come concetti generali, stabili, che si prestano a operazioni mentali sempre più complesse e via via più astratte. Il pieno sviluppo delle capacità di astrazione, espressione più elevata della funzione simbolica-rappresentativa, si raggiunge con lo stadio delle operazioni formali (dagli 11 anni circa).

Una valutazione ambulatoriale della funzione rappresentativa-simbolica, nel bambino di età prescolare, come anche in altre età, implica come altrove una consapevolezza dello sviluppo tipico e l'osservazione delle abilità in cui questa funzione è in gioco: essenzialmente, per questo livello del processo diagnostico, si osserveranno aspetti di linguaggio, disegno e gioco (argomenti trattati nei paragrafi 5.3.5, 5.5 e 5.6).

5.3.4   Livello cognitivo generale

In ogni consultazione ambulatoriale, occorre sempre porsi la domanda del funzionamento cognitivo del paziente, anche nei casi in cui la prima impressione sembra escludere qualsiasi problema. Non di rado, l'apparenza può ingannare e possono ingannare i resoconti altrui; è bene non dare nulla per scontato. Il medico dovrebbe considerare sempre la possibilità che ci sia un deficit cognitivo; e fare una stima informale del funzionamento cognitivo del paziente in base a elementi concreti (dati anamnestici, osservazioni e prove ambulatoriali). In caso di dubbio non esitare a richiedere un approfondimento. Le disabilità cognitive, anche lievi, sono un importante fattore di rischio psicopatologico e sociale (Ivancich Biaggini, 2004). Inoltre, in psichiatria dell'età evolutiva ogni elemento rilevato od osservato va riportato al livello di sviluppo; e se non si ha un'idea abbastanza precisa di tale livello si possono fare errori anche seri.

In un contesto ambulatoriale, si può arrivare a una stima del livello cognitivo generale prendendo in esame il livello di funzionamento sui vari assi di sviluppo (e ponendo sempre il dato osservato in rapporto all'età cronologica); come sempre, è bene avere chiaro uno schema dello sviluppo tipico nei diversi settori. A livello di osservazione possono essere indicativi (Lewis, 1996):

- la qualità del gioco e del grafismo, le prestazioni in prove quali il disegno cognitivo, i contenuti dei disegni (paragrafo 5.5);
- la qualità e complessità delle competenze comunicative (la comprensione verbale, in primo luogo);
- il pensiero e, nei bambini più grandi, la capacità logica e inferenziale (comunicazioni spontanee, modo di rispondere alle domande, contenuti delle risposte e prove di vario tipo, per esempio la prova del racconto orale, vedi sezione 5.3.5);
- le notizie fornite circa il livello scolastico e le prestazioni a prove che valutano le competenze scolastiche (soprattutto quelle dov'è richiesto ragionamento, operazioni di logica, inferenza e così via).

Inoltre, ogni prova od osservazione che va a valutare una data competenza fornisce un livello di sviluppo per quell'asse evolutivo; prese nel loro insieme, si può ricostruire un profilo di sviluppo, che può dare un'idea del livello generale di funzionamento (Ivancich, Biaggini et al., 2004). Per ciascuna area o competenza, e per il comportamento generale del paziente, occorre chiedersi: sta facendo questo come uno della sua età o come un bambino più piccolo? Naturalmente da questi elementi emergerà una stima di massima, tuttavia sufficiente a distinguere un funzionamento cognitivo probabilmente nella norma da situazioni più o meno sospette; in quest'ultimo caso, potrà essere indicata una valutazione formale del livello cognitivo.

In realtà, in particolare nei bambini più piccoli, un profilo di sviluppo costruito in questo modo, cioè a partire da quanto emerge dalla valutazione delle competenze sui vari assi evolutivi, permette di formulare ipotesi prognostiche che si dimostrano spesso più attendibili di quelle basate sui soli test standardizzati (Fabrizi et al., 1991; Levi, 1995; Mayes, 1996). Comunque sarà necessario esercitare un certo equilibrio nell'esprimere ai genitori un'ipotesi diagnostica di ritardo cognitivo: è una comunicazione difficile da fare e la giusta cautela può facilmente diventare evitamento. Un discorso vago confonde e non è di beneficio a nessuno: occorre essere prudenti, ma chiari (vedi anche Capitoli 4 e 6).

Nei bambini di età scolare, nei preadolescenti e adolescenti le disabilità cognitive che più probabilmente potranno far sorgere dubbi sono in genere le più lievi in termini di gravità (ritardo mentale lieve, funzionamento cognitivo borderline); è improbabile che forme più gravi non siano state diagnosticate prima. È bene non sottovalutare le disabilità cognitive lievi, perché sono importanti in termini di peso epidemiologico (sono numerosi) e di rischio psicopatologico e sociale (molto spesso sorgono altri problemi in comorbilità) (Ivancich Biaggini, 2004). I quadri di disabilità cognitiva più gravi hanno generalmente una sintomatologia che si manifesta prima e in maniera più evidente; proprio per la loro relativa benignità, la sintomatologia delle disabilità cognitive lievi può apparire più sfuggente, sfumata, difficile da distinguere da una variante della norma; ma sono bambini a rischio, ed è bene rilevare il problema, se c'è, il prima possibile, quando un intervento è ancora potenzialmente efficace. In questi casi tenere presente che nelle disabilità cognitive più lievi sono particolarmente colpite le funzioni di generalizzazione, flessibilità cognitiva, apprendimento implicito e integrazione (Tabella 5.3); da cui derivano difficoltà caratteristiche rilevabili in valutazione, che possono fungere da campanello di allarme (come per esempio la comprensione di aspetti impliciti di un testo o di un racconto; o la caduta di prestazione quando una richiesta diviene meno strutturata).

Infine, le disarmonie cognitive sono una realtà da tenere a mente: esistono situazioni di grave compromissione di alcuni elementi del funzionamento cognitivo, ma non di altri; per esempio, le competenze non verbali possono essere estremamente compromesse, in presenza di competenze verbali adeguate e quindi di un'apparenza di un livello cognitivo generale adeguato. Per questo una stima del livello cognitivo dovrebbe, come descritto, comprendere funzionalità sia verbali sia non verbali.

In aggiunta, la somministrazione nel corso della consultazione di un test standardizzato semplice può essere chiarificante; per esempio le *matrici di Raven* (Raven et al., 1993) è un test non verbale che permette di valutare abbastanza rapidamente il livello cognitivo e risente poco di fattori socioculturali. Quando si prospetta una situazione più complessa, o per ottenere un profilo cognitivo più dettagliato, e in ogni caso per conferma delle ipotesi diagnostiche, sarà indicato un invio per approfondimento con l'uso di strumenti valutativi più sofisticati.

Tabella 5.3 Deficit funzionali caratteristici nelle disabilità cognitive lievi

Difficoltà nella generalizzazione	**Carenza di flessibilità cognitiva**
Difficoltà nel saper estrarre principi e invarianti da schemi e procedure dominio-specifici, e saperli utilizzare in contesti appartenenti a domini cognitivi differenti	Scarsa o assente capacità di adattare schemi cognitivi noti quando le variabili contestuali cambiano
Difficoltà nella programmazione e nelle scelte strategiche	**Deficit netto nell'apprendimento implicito rispetto all'apprendimento esplicito**
Come affrontare un dato problema, scegliendo tra differenti possibilità già conosciute; include la difficoltà nel percepire chiaramente i termini del problema per adattarvi la soluzione più idonea; tendenza a utilizzare in maniera acritica le strategie che già si possiedono, senza avere analizzato quale in realtà sarebbe la più adatta al caso in esame	L'apprendimento implicito è quanto dedotto da operazioni inferenziali sull'esperienza; quello esplicito, da procedure esplicitamente proposte come oggetto di apprendimento
Difficoltà di integrazione cognitiva di dati provenienti da più aree di esperienza	
Difficoltà di comprensione, per esempio a livello scolastico, difficoltà nella comprensione su lettura di aspetti non resi esplicitamente; difficoltà di inferenza	

5.3.5 Comprensione e produzione verbale

Un esame ambulatoriale delle competenze linguistiche, in comprensione e produzione (comprensione verbale o CV; e produzione verbale o PV), può essere consigliabile in vari casi; in primo luogo quando tra le motivazioni che vengono date per la richiesta di consultazione viene segnalata proprio una problematica del linguaggio, o se la prima visita e le osservazioni fanno emergere sospetti sull'integrità dell'area comunicativa/linguistica (per esempio se si evidenzia un ritardo nelle tappe dello sviluppo). In genere, i pazienti per cui si rende necessario un esame delle competenze linguistiche sono bambini piccoli e di età prescolare (12 mesi-5 anni, circa). Nei bambini più grandi la valutazione ambulatoriale del linguaggio si sovrappone generalmente a quella di prerequisiti e competenze scolastiche, a esso strettamente correlate. Una prima valutazione permette di stabilire se sembra presente un significativo problema di linguaggio; successivamente, in una fase di sintesi dei dati della consultazione ai fini della formulazione di un'ipotesi diagnostica, sarà necessario discriminare tra varie possibilità, collocando l'ipotetica compromissione del linguaggio nel quadro generale: disturbo settoriale o specifico, oppure compromissione del linguaggio inserita in un quadro patologico a più ampio spettro (ritardo mentale, paralisi cerebrale infantile) o secondaria a un deficit strumentale. Un'analisi più dettagliata sarà naturalmente compito del tecnico (terapista, logopedista, psicologo ecc.) se si riterrà necessario inviare il bambino per una valutazione neurolinguistica approfondita.

Una valutazione del linguaggio del bambino, in comprensione e produzione, dovrebbe stabilirne il livello approssimativo, rispetto all'età cronologica, la presenza di difficoltà e il loro tipo. Quali sono gli strumenti a disposizione del clinico per effettuare un primo, sommario esame in un contesto ambulatoriale?

Il linguaggio può essere compromesso su diversi piani, e la compromissione su un piano non esclude che siano compromessi anche gli altri. Esistono perciò situazioni in cui sono colpiti principalmente gli aspetti fonologici del linguaggio (la pronuncia dei suoni, essenzialmente, e/o la loro percezione); esistono problemi nell'acquisizione e nell'uso di un vocabolario adeguato all'età (disturbo lessicale-semantico); e situazioni in cui il problema è a livello delle strutture grammaticali, come la frase e le sue componenti (semantico-sintattico). Raramente i disturbi di linguaggio si esprimono in forma totalmente pura, come compromissione di una sola di queste componenti; ma spesso una è prevalente, e questo può fornire indicazioni utili per la diagnosi e la presa in carico riabilitativa-terapeutica (Bishop, 1997; Levi, 1977).

La prima visita, con la raccolta delle notizie anamnestiche e l'osservazione informale del bambino assieme ai suoi genitori, può già aver fornito materiale sullo sviluppo della comunicazione non verbale, sulle tappe dello sviluppo, e aver dato un'idea del livello di comprensione e produzione nelle comunicazioni spontanee del bambino. Normalmente, entro i tre anni, il bambino controlla bene il livello fonologico, ha un livello semantico-lessicale abbastanza ampio (migliaia di parole) e controlla le strutture morfosintattiche di base, il tutto sia in comprensione sia, un po' meno bene, in produzione. Come già detto nel Capitolo 3, la CV è il fulcro dello sviluppo del linguaggio di cui costituisce uno dei pilastri portanti; la CV precede evolutivamente la produzione e la traina. Perciò è bene abituarsi mentalmente a prendere in considerazione per prima cosa la comprensione, che non va mai data per scontata; e non è prudente prendere sempre alla lettera le notizie date dai genitori ("capisce benissimo"), perché non sempre la percezione dei familiari è precisa su questo punto, e perché ci sono molte strategie con cui il bambino può mascherare un problema di comprensione.

5.3.5.1 Comprensione verbale

La valutazione della CV, come per la valutazione delle altre competenze neuropsicologiche, passa attraverso prove in una sequenza di crescente complessità, che vanno a sollecitare prestazioni proprie di livelli evolutivi crescenti (Tabella 5.4). Si parte dal livello che corrisponde all'età cronologica del bambino, aggiustando il tiro verso l'alto (prove più complesse) o verso il basso (prove meno complesse), fino a raggiungere il livello di sviluppo proprio del paziente per quella particolare competenza.

Comprensione verbale: valutare il vocabolario, in comprensione, consiste nello stabilire di quante parole il bambino capisce il significato. Molti test formali di questa competenza sono prove di vocabolario in indicazione (a partire da Levi, 1974; per una revisione, vedi AACAP, 1998): si propone al bambino di indicare col dito l'oggetto nominato dal clinico scegliendo tra varie immagini. Per una valutazione sommaria in

Tabella 5.4 Esame della comprensione verbale

Livello	Tecnica ambulatoriale	Esempio	Età
Fonemico	Osservazione della produzione verbale		
Semantico	Vocabolario in indicazione	"Mi mostri col dito il (oggetto)"?	A 12 mesi circa 30 parole, in media A 18 mesi circa 200 parole, in media
Sintattico	Ordine semplice situazionale	"Prendi il pennarello" (visibile); "Bevi col bicchiere" (in cucina)	Con molto sostegno di gesti e voce, anche dai 12-14 mesi; più spesso, dai 16 mesi; stabile a 18 mesi
	Ordine semplice non situazionale	"Prendi il cappello di papà" (che è in un'altra stanza)	Stabile a 24 mesi
	Ordini complessi, in sequenza	"Strappa la carta e buttala nel cestino"; "Prendi il telefono, spegni la luce, chiudi la porta, torna qui"	A 2,6 anni, dovrebbe eseguire 2 ordini in sequenza; a 3,6 anni: 3-4 ordini (almeno)
Sintattico-simbolico	Ordini assurdi	"Pettina l'orso con il telefono"	Competenze simbolico-rappresentative
Narrativo	Comprensione narrativa	Racconto visivo, racconto orale	

contesto di consultazione ambulatoriale, questo principio può essere adattato, semplificandolo, utilizzando oggetti comuni fisicamente presenti o immagini o parti del materiale di un test formale. Non si tratta solamente di fare attenzione a un aspetto quantitativo del vocabolario (cosa che in effetti solo uno strumento formale può misurare con precisione), ma soprattutto di tenere presenti altri fattori, in primis eventuali macroscopiche atipie rispetto a quanto atteso per l'età. L'importanza della comprensione verbale (Bishop, 1997) è stata ribadita nel Capitolo 3; un bambino che a 18 mesi comprende molto meno di 200 parole desta preoccupazione, ma altrettanto dovrebbe farlo un bambino che parla apparentemente forbito, ma mostra di non comprendere parole elementari di uso comune nel suo contesto familiare e culturale.

La valutazione della comprensione sintattica esamina la comprensione delle strutture grammaticali alla base di frasi ed espressioni (Fabrizi et al., 1991; Sabbadini 1995). Nelle prime fasi dello sviluppo linguistico, per valutare se un bambino piccolo capisce ciò che gli si dice, l'unica maniera in pratica è di vedere se modifica il suo comportamento in seguito alla frase detta. Per questo, nel contesto di un colloquio, si ricorre a comandi od ordini verbali di complessità crescente: ordine singolo, semplice, contestuale (un'azione sola, che riguarda persone od oggetti presenti allo sguardo del bambino), ordine complesso contestuale, sequenze via via più lunghe (2 ordini in sequenza, 3 ordini in sequenza ecc.) e progressiva decontestualizzazione (una o più azioni fuori dalla stanza). Si propone al bambino di collaborare a un gioco, in cui il medico darà dei comandi e il bambino dovrà eseguirli; con giocattoli e materiale presenti nella stanza di consultazione si potranno creare ordini di complessità e livello crescenti.

Naturalmente esistono test formali, strutturati, che valutano questa stessa competenza (CV di strutture morfosintattiche); generalmente si tratta di prove in cui il bambino deve indicare l'immagine che più corrisponde a una frase-stimolo di crescente complessità sintattica, scegliendola tra varie possibilità (il più conosciuto è il *Test for the Reception of Grammar* o TROG; Bishop, 1983); estrapolandone alcuni principi, si può creare una batteria semplificata utilizzabile di screening. Anche prove basate sulla ripetizione di frasi (per esempio Levi e Parisi, 1973) valutano la comprensione sintattica.

Le prove di racconto visivo e racconto orale sono due prove essenziali nella loro forma, ma che possono essere di grande aiuto al clinico per le molte indicazioni che forniscono; permettono di valutare, tra le molte altre cose, anche la CV a livelli più complessi legati alla struttura profonda di frasi, e la comprensione narrativa: verranno descritte più avanti.

La comprensione dell'ordine assurdo è una prova raffinata, in cui si integrano le competenze linguistiche con quelle simbolico-rappresentative. Misura l'avvenuta decontestualizzazione della comprensione: parola non più legata a un significato contestuale, situazionale, ma significato davvero rappresentato mentalmente, e perciò oggetto di una possibile elaborazione autonoma.

5.3.5.2 Produzione verbale

La valutazione della PV comincia dalla raccolta anamnestica e dall'osservazione, in prima visita e in ogni successivo colloquio, di ciò che dice il bambino e di come lo dice; sono occasioni in cui prendere nota di campioni della PV spontanea, la cui analisi permette di stabilire indicativamente un livello del bambino sul piano fonologico, semantico e sintattico. Quando necessario, questi dati possono essere integrati con prove in cui si sollecita direttamente il bambino per ottenere degli enunciati che si sottoporranno ad analisi.

I criteri di cui tenere conto nell'analisi della PV di un bambino sono essenzialmente: 1) l'aspetto fonologico; 2) la correttezza sintattica; 3) la lunghezza dell'enunciato; e 4) la coerenza/adeguatezza dei contenuti. Inoltre, più in generale, andranno valutati gli aspetti pragmatici della comunicazione: la capacità di parlare a turno, per esempio, di adattarsi a ciò che dice l'altro e così via.

Si prende nota, sempre in relazione all'età del bambino, di eventuali problemi di fluidità dell'eloquio; leggeri fenomeni di tipo balbuzie, in alcune fasi evolutive precoci, possono essere fisiologici e transitori (AACAP, 1998) e non è realistico aspettarsi prima dei 4-5 anni un perfetto controllo di ritmo e prosodìa (Levi, 1977). Successivamente, si possono rilevare, se ci sono, evidenti difficoltà fonologiche (per quanto prima dei 4-5 anni non siano, se isolate, da considerarsi patologiche; Fabrizi et al., 1991; Ellis e Thal, 2008): il bambino distorce dei fonemi, li elide sistematicamente, più di quanto sia lecito aspettarsi data la sua età? Quanto è comprensibile, quello che dice?

Le competenze lessicali sono un indicatore utile: quante parole utilizza il bambino nella sua vita di tutti i giorni? Il vocabolario in produzione normalmente si sviluppa secondo una sequenza abbastanza regolare e con andamento, dopo un certo punto, esponenziale. Oltre alle notizie fornite dai genitori e alle osservazioni in visita, una sommaria valutazione del vocabolario può farsi chiedendo al bambino di nominare gli oggetti indicati dal medico ("cos'è questo?"), dal vero o su un'immagine (è la base di molte prove formali, dette prove di vocabolario in denominazione: per esempio, Levi, 1974; Dunn e Dunn, 1981).

In un contesto di consultazione ambulatoriale, il livello del bambino sul piano sintattico si valuta in prima analisi esaminando la produzione spontanea: quali strutture sintattiche usa, di che complessità? Coordina più strutture elementari, e in che modo?). Inoltre, specialmente in bambini più grandi, possono essere utili prove quali le molte versioni di prove di ripetizione di frasi (Levi e Parisi, 1973; Vender et al., 1981; Devescovi e Caselli, 2001; per esempio); e il racconto visivo e il racconto orale (descritti in seguito) applicando, per i bambini più piccoli, versioni semplificate.

La lista delle prove e test standardizzati per la valutazione formale delle competenze linguistiche, è lunga, e sarebbe fuori luogo elencarli tutti in questa sede; verranno scelti e applicati ad hoc dal tecnico a cui sarà stata richiesta una valutazione neurolinguistica. Ciascuno strumento ha le proprie caratteristiche e pregi, e senza dubbio anche difetti; molti sono aggiornati con regolarità. Per quanto si basino in una certa misura su principi simili a quelli della valutazione informale descritta sopra, sono strumenti complessi che, attraverso protocolli di somministrazione prestabiliti, forniscono un quadro dettagliato delle competenze linguistiche di un paziente, indispensabile per la conferma della diagnosi e soprattutto per l'impostazione e il follow-up della terapia.

Il racconto visivo (RV) e il racconto orale (RO) sono due prove pubblicate ampiamente usate nella ricerca e nella clinica. Sono strumenti ad ampio spettro, forniscono cioè indicazioni sul livello e funzionalità di diverse competenze, in area linguistica, cognitiva e dell'apprendimento principalmente. Per la loro semplicità in termini di materiale necessario, per via dei protocolli di somministrazione flessibili, possono essere preziosi in una consultazione ambulatoriale. Si prestano inoltre a essere somministrati informalmente utilizzando il materiale in maniera semplificata (età più piccole/bambini con difficoltà) o adattandone principi e materiale a scopi diversi da quelli previsti ufficialmente (per esempio, uso delle immagini di un RV come supporto per richiedere un piccolo testo scritto).

Il RV (Fabrizi et al., 1991) è una prova che valuta la capacità del bambino di trovare una sequenza logica e quindi creare una storia, in base allo stimolo fornito da materiale visivo (un certo numero di immagini presentate in disordine); vengono valutate comprensione della logica narrativa e sequenzialità, qualità e contenuto della struttura narrativa così formata (numero di unità narrative, sequenza, causalità, nessi logici), qualità delle strutture sintattiche (lunghezza e complessità) e comprensione. Nella sua forma originale, è una prova con versioni per bambini di varie fasce di età (dai 3 anni in poi).

Oltre a essere somministrata secondo il suo protocollo, nelle fasce di età previste, per ottenere indicazioni di livello per le competenze citate (Mazzoncini et al., 1996), il materiale della prova (essenzialmente un certo numero di figure che si possono disporre in una sequenza logica) può essere usato informalmente, per esempio in bambini più piccoli o in difficoltà, utilizzando le figure, già ordinate, come stimolo per elicitare la produzione di espressioni verbali di cui si potranno analizzare le caratteristiche. In bambini più grandi, quando si tratta di valutare difficoltà di apprendimento, le figure possono essere impiegate come traccia per un piccolo testo scritto (di cui si analizzeranno poi le caratteristiche; vedi paragrafo successivo).

In linea generale, qualsiasi immagine, se adatta all'età del bambino (per semplicità/complessità del disegno, oltre che per contenuti), può trovare impiego come stimolo visivo per una valutazione del linguaggio; una sequenza di immagini aggiunge la dimensione narrativa.

Il RO (Levi et al., 1984, e pubblicazioni successive; Fabrizi et al., 1991) appartiene in realtà già all'area della valutazione dell'apprendimento (età di applicazione: dai 6 anni; e tipo di competenze che si vanno a sondare). È una prova che misura le capacità del bambino di riprodurre oralmente un brano che gli è stato letto e di comprenderlo. Un brano (tarato, per lunghezza e complessità, secondo l'età del bambino) viene letto dal clinico; al bambino viene poi chiesto di raccontare la storia così come se la ricorda (valutazione di sintassi, competenze narrative, oltre a memoria, attenzione). Vengono poste alcune domande che riguardano dapprima aspetti descrittivi, espliciti nel racconto, quindi aspetti più impliciti, che richiedono, per rispondere correttamente, un'operazione di inferenza, ovvero di aver compreso la storia in tutte le sue implicazioni logiche. Infine, il bambino racconta nuovamente la storia (questo per valutare se è stato in grado di integrare quanto appreso da domande/risposte per strutturare meglio il suo riassunto).

Il principio di questa prova, ideata come strumento di screening e valutazione nei disturbi di apprendimento, è di valutare competenze sintattiche e logico-narrative in comprensione e produzione (risposte alle domande, analisi dell'enunciato, povertà/ricchezza di contenuti; complessità della struttura; completezza narrativa ecc.) bypassando il nodo della decodifica del testo scritto. È uno strumento efficace nel mettere in evidenza la presenza di difficoltà e discrimina bene tra disturbi di apprendimento specifici e difficoltà di apprendimento legate ad altre situazioni, come a una disabilità cognitiva (in questi ultimi, la comprensione è quasi invariabilmente compromessa).

5.3.6   Competenze di lettura e scrittura: valutare le difficoltà scolastiche

L'apprendimento della lettura e della scrittura è un processo dinamico che richiede l'integrazione di una serie di competenze precedentemente maturate. Si viene così a creare una nuova funzionalità di codifica e decodifica del linguaggio secondo un insieme di segni grafici convenzionali. Per cominciare a imparare a leggere e scrivere è quindi necessario che si siano sviluppate, e che siano pienamente funzionanti, un certo numero di competenze (i prerequisiti), in primo luogo di ordine linguistico (ma non solo). Dai 4 anni circa, età in cui il bambino inizia ad avvicinarsi alla lettura e scrittura, dovrebbero essersi pienamente sviluppate le strutture elementari del linguaggio orale (le competenze linguistiche, nel loro insieme, continueranno a evolversi ancora per diversi anni). Queste strutture elementari sono le basi tramite le quali il linguaggio diventa lo strumento privilegiato per l'acquisizione del nuovo codice scritto e delle sue regole.

L'apprendimento scolastico è infatti un processo mediato dal codice linguistico, il quale ha un ruolo centrale nell'acquisizione delle conoscenze, nell'elaborazione delle conoscenze e nella loro memorizzazione (AACAP, 1998; Levi et al., 1982; Bernabei et al., 1982). Questo implica che, per poter procedere con l'apprendimento di lettura e scrittura, si deve possedere un codice linguistico che funzioni; un pregresso disturbo del linguaggio incide spesso negativamente sull'acquisizione di lettura e scrittura, perché comporta ritardi e atipie nello sviluppo del linguaggio (Bishop e Adams, 1990; Fabrizi et al., 1991). Perciò la valutazione delle competenze scolastiche passa in primo luogo da un esame delle competenze linguistiche.

Le difficoltà di apprendimento possono riguardare essenzialmente (Cornoldi, 2007; Levi 1992):

- l'*acquisizione* dello strumento della lettura e della scrittura, da un punto di vista tecnico, nelle sue tappe iniziali (e quindi trascrizione fonema-grafema, analisi visuo-percettiva, mantenimento della sequenza fonema-grafema, globalizzazione dello strumento parola ecc.) o in seconda battuta nella sua espansione (automatizzazione dell'accesso visivo; integrazione della lettura sovralessicale; coordinamento delle anticipazioni sul testo con le ipotesi sul riconoscimento della parola);
- l'*integrazione* dello strumento lettura-scrittura con i processi cognitivi più generali (elaborazione, induzione-deduzione logica, inferenza, generalizzazione ecc. a partire da quanto si è letto/scritto);
- l'*utilizzo* dello strumento nei compiti della vita di tutti i giorni (scuola, lavoro) e nelle relazioni familiari e sociali.

Di fronte a un bambino portato in consultazione per "difficoltà a scuola", perciò, occorre chiedersi in primo luogo in che misura queste difficoltà siano riconducibili a una difficoltà dell'apprendimento, o se piuttosto occorra attribuire a fattori che non riguardano *primariamente* le capacità di apprendimento (esistono, per esempio, difficoltà scolastiche legate a problematiche ambientali o socioculturali, a quadri psicopatologici, al fatto che semplicemente il bambino non studia). Se le difficoltà effettivamente riguardano l'apprendimento, occorre chiedersi se sia un problema specifico di acquisizione dello strumento (Penge, 2010) oppure una più generale e diffusa difficoltà di integrazione. Il dubbio di un problema non specifico, ma di integrazione cognitiva, può venire quando la difficoltà è a largo spettro, quando alle prove il bambino cade sistematicamente non tanto sull'aspetto tecnico quanto sulla comprensione e in generale su tutto quello che richiede comprensione, ragionamento, rielaborazione e un uso flessibile di conoscenze acquisite.

È bene ricordare che i bambini che giungono in consultazione per difficoltà "a scuola" *non* sono tutti "dislessici" (cioè affetti da un disturbo specifico dell'apprendimento o DSA). Di fronte a un bambino descritto come distratto, scatenato, pigro, svogliato, disturbatore della quiete di classe ecc., occorre sempre chiedersi (e quindi dimostrare) se non possano essere sintomi secondari di un sottostante disturbo di apprendimento, ancora non reso evidente come tale. Ma non tutti gli scatenati, svogliati, pigri ecc. hanno un disturbo di apprendimento; e non tutti quelli che ce l'hanno lo hanno specifico. È compito del clinico chiarire quali sono le difficoltà riscontrate, e cercare di individuarne la natura. La ricerca più o meno consapevole di una diagnosi a tutti i costi, che funga da alibi per altre mancanze (una tendenza riscontrata da parte sia di alcuni genitori sia di alcuni insegnanti) non deve fare perdere al medico la sua professionalità né fargli dimenticare gli obiettivi della consultazione.

Di quali strumenti dispone il medico per effettuare una valutazione ambulatoriale del livello di apprendimento come screening di un eventuale disturbo di apprendimento? Naturalmente, dipenderà innanzitutto dall'età del paziente.

5.3.6.1 Età scolare: dalla fine della prima classe della scuola primaria

Dalla fine della prima elementare in poi, si può effettuare un primo screening facendo leggere ad alta voce un testo appropriato per la classe frequentata. Il testo si può ottenere per esempio chiedendo al bambino e ai suoi genitori di portare il materiale che viene proposto a scuola, o ancora meglio utilizzando i testi delle prove standardizzate più appropriate (per l'Italia Prove MT-2: Cornoldi e Colpo, 2011). Sono prove destinate all'identificazione precoce delle difficoltà di lettura e comprensione di un testo letto e ideate per un uso a scuola; consistono in testi tarati per livelli (inizio-intermedio-fine anno) per ogni classe scolastica. Se disponibili, permettono una valutazione molto precisa, per quanto in un contesto di consultazione ambulatoriale per limiti di tempo generalmente si applichi solo parzialmente la prova, lasciando l'eventuale analisi approfondita a un secondo momento.

Quale che sia l'origine del testo prescelto, si comincia col domandare al bambino di leggerlo ad alta voce. Gli elementi da valutare sono: l'unità di lettura e la strategia (legge parole intere, sillabe, singoli fonemi? Tenta poi di ricostruire la parola intera?), la rapidità, la prosodia (quanto viene rispettata la punteggiatura e ritmo della frase?) e la correttezza, cioè gli errori, di cui si rilevano quantità, tipo, consapevolezza o meno (elide fonemi, o legge un fonema per l'altro? Tira a indovinare sulla base di somiglianze fonologiche? Si rende conto di sbagliare, si corregge?).

Il passo successivo è di chiedere al bambino di ripetere quanto ha appena letto (riassunto orale del testo). Questo mira a valutare la comprensione del testo appena letto, la capacità di riorganizzarlo sinteticamente in una struttura narrativa adeguata per l'età. Non basta che la lettura ad alta voce sia apparentemente valida: un bambino che sembra leggere bene può in realtà avere sì una buona tecnica di lettura, ma completamente svincolata da un uso cognitivo di questa abilità; legge meccanicamente, senza integrazione cognitiva, cioè senza comprensione.

La comprensione, un elemento cardine dell'analisi delle competenze di apprendimento (Cornoldi, 2007; Musatti e Capozzi, 1994; Sechi e Capozzi, 1992), si valuta più direttamente ponendo al bambino delle domande, se possibile scegliendo domande che riguardino sia aspetti concreti della storia (descrizioni, elementi esplicitamente presenti nel testo) sia aspetti impliciti/inferenziali (cioè risposte che richiedano un ragionamento, la comprensione di un nesso logico). Di nuovo, le prove standardizzate (prove MT) sono costruite prevedendo, per ogni livello, una serie di domande di entrambi i tipi, che permettono di valutare con precisione il livello di comprensione rispetto alla norma per l'età/classe, la capacità di fare inferenze, e così via; non disponendo del materiale delle prove standardizzate, valide indicazioni possono essere comunque ottenute applicandone i principi a un testo del livello desiderato (un testo che il bambino sta leggendo in classe, per esempio). Essenzialmente, c'è una gerarchia di domande: descrittive via via più complesse, poi implicite/inferenziali, per cui una risposta corretta alle domande descrittive è meno significativa, in termini di comprensione, di una corretta alle domande inferenziali che richiedono di aver compreso non solo il significato superficiale del testo, ma anche un livello più profondo che richiede una reale comprensione di quanto letto.

Infine, si può chiedere di fare di nuovo un riassunto del testo, ma scritto. Questo permette di valutare in primo luogo la qualità della scrittura (Piredda et al., 2002) che occorre esaminare secondo diversi criteri: unità di scrittura (frase, quanto complessa? Parole? Sillabe? Singole lettere?); correttezza (errori di ortografia, elisioni, fusioni, sostituzioni) e un esame da un punto di vista visuospaziale/grafomotorio (precisione del segno, organizzazione sulla pagina ecc.). Inoltre, si esaminerà il brano scritto dal paziente in termini di competenza narrativa (lunghezza, numero di unità narrative, sequenzialità, nessi causali ecc.).

Una prova di lettura così strutturata permette di valutare in un tempo relativamente breve quanto il bambino padroneggia una serie di competenze fondamentali dell'apprendimento permettendo di evidenziare difficoltà macroscopiche (in tecnica di lettura, comprensione) che costituiscono dati concreti per orientare la diagnosi e programmare con criterio invii o interventi mirati.

Dopo aver affrontato la lettura di un testo scritto e le conseguenti domande, se il sospetto di difficoltà persiste è sempre molto indicativo proporre al bambino la prova del racconto orale o RO (vedi paragrafo 5.3.5). La prova del RO usata in associazione con una prova di lettura permette di mettere in evidenza eventuali differenze (in comprensione, soprattutto) quando il nodo della lettura viene bypassato. Un bambino affetto da disturbo settoriale, specifico dell'apprendimento (e quindi con livello cognitivo nella norma) non dovrebbe avere problemi a rispondere alle domande del RO, dato che il testo da comprendere non lo ha dovuto decifrare lui, ma gli viene letto. Tipicamente, un bambino con difficoltà specifiche di apprendimento funziona nettamente meglio alla prova del RO, mentre un bambino le cui difficoltà nell'apprendimento sono legate a una disabilità cognitiva generalmente ha difficoltà di comprensione in entrambi i casi (Levi et al., 1984; Sechi e Capozzi, 1992).

Se i risultati a quanto sopra non sono soddisfacenti, e in tutti i casi in cui la richiesta è evidentemente troppo complessa, si passa a richieste più semplici proponendo un testo meno complesso o il testo della prova standard precedente; o si passa alle prove di valutazione per i bambini di età prescolare, fino a circoscrivere approssimativamente il livello del bambino per quanto riguarda la lettura e la scrittura (o i loro prerequisiti) dal punto di vista tecnico e di integrazione cognitiva.

5.3.6.2 Primo anno di scuola e bambini di età prescolare

Nel primo anno di scuola, e nei bambini ancora in età prescolare, quando si rende necessaria una valutazione (per esempio se c'è l'ipotesi di mandare un bambino in prima in anticipo, o se il bambino sembra "indietro"), occorre prima di tutto accertare l'integrità delle basi cognitive, grafomotorie, linguistiche, metalinguistiche, sulle quali si costruisce l'apprendimento di lettura e scrittura (Bollea, 1980; Mazzoncini et al., 1996). Quindi si procede con prove più specifiche delle competenze di lettura e scrittura (Cornoldi, 2007; Penge 2010); la Tabella 5.5 ne riporta alcuni esempi.

Nella Tabella 5.5, a titolo di esempio, sono elencate prove per un protocollo di valutazione delle competenze di lettura e scrittura all'inizio della prima elementare.

Tabella 5.5 Esempi di prove per una valutazione di screening all'inizio del ciclo elementare

	Prove	Criteri da applicare per l'analisi dei risultati
Prerequisiti	Livello cognitivo Prassie; disegno cognitivo Comprensione e produzione verbale Sintesi fonemi (Levi e Musatti, 1978) Analisi fonemi	Vari criteri specifici prova per prova
Lettura	(Lettura di) fonemi, sillabe, parole (semplici → complesse) Ordini scritti (lettura-comprensione frasi)	**Criteri** 1) Valutare l'unità che il bambino tiene in lettura e scrittura (procede per singoli fonemi? Per sillabe? Per parole?)
Scrittura	Parole (con stimolo visivo: nomi di complessità crescente) Dettato breve Piccolo testo (su traccia visiva: immagine o materiale del racconto visivo)	2) Osservare la scrittura anche dal punto di vista visuospaziale e prassico: qualità del tratto, ordine sulla pagina ecc. 3) Nelle prove a risposta aperta, (piccolo testo su traccia visiva, racconto visivo e racconto orale): valutare
Valuta varie competenze	Racconto visivo (Fabrizi et al., 1991a) Racconto orale (Levi et al., 1984)	la lunghezza dell'enunciato e la complessità delle strutture sintattiche prodotte 4) Nel racconto orale: valutare la comprensione

Sono prove informali, teoricamente da somministrare in sequenza; al bisogno tuttavia il protocollo si può scomporre nei singoli elementi. In un ordine di complessità crescente della richiesta, le prove riguardano:

1) la scrittura: a) scrittura di parole: disegnare un oggetto e chiedere al bambino di scrivere la parola corrispondente: per esempio, vaso (bisillaba), fiore, pesce (foneticamente più complesso), elefante (4 sillabe); b) se va bene (se "tiene" anche le parole più complesse), si può proporre un mini-dettato (una frase, per esempio "La lucertola è sdraiata sopra il muro"); c) il passo successivo è di chiedere di scrivere un breve racconto o testo eventualmente offrendo una traccia visiva (un'immagine semplice) a cui ispirarsi; alternativamente, le immagini del RV (paragrafo 5.3.5), messe in ordine e raccontate dall'esaminatore, servono da traccia al bambino ("me lo scrivi?");

2) lettura e comprensione: a) lettura di sillabe scritte (stampatello, corsivo) (o prova di sintesi dei fonemi; per esempio Levi e Musatti, 1978); b) di singole parole via via aumentando la complessità; il bambino deve dire cosa c'è scritto e/o indicarlo su una serie di immagini; c) lettura di frasi (ordine scritto): si propone un gioco in cui il bambino deve eseguire l'ordine scritto (scrivere con chiarezza o meglio stampare con caratteri usati nei testi di scuola, in maiuscole e corsivo). Provare con ordini semplici contestuali, poi aumentare la complessità. Provare eventualmente l'ordine assurdo (comprensione di quanto letto). d) Il passo successivo (in generale dalla fine della prima elementare) è la prova di lettura-comprensione di testi più lunghi tarati per età e per classe (vedi sopra).

Il criterio principale nel valutare le risposte è, come prima, l'unità che il bambino padroneggia, in lettura e scrittura; altri criteri riguarderanno, nei livelli più alti delle prove, la lunghezza e la complessità dell'enunciato (in prove quali il RV), aspetti prassico-grafici (in prove di scrittura) e la correttezza (ortografica, per esempio).

5.3.6.3 Competenze narrative

Le competenze narrative costituiscono un livello di analisi importante nei bambini più grandi. Si tratta di un'abilità complessa, che si sviluppa progressivamente, e di cui occorre valutare due versanti: la comprensione narrativa (quanto viene compreso di una storia ascoltata/letta) e la produzione narrativa (qualità delle narrazioni prodotte). Due prove utili nella valutazione di queste competenze sono state descritte sopra (paragrafo 5.3.5). Il RV viene utilizzato in generale nei bambini più piccoli, mentre il RO è destinato a bambini più grandi. Il RV, con le sue immagini, in particolare, può servire da supporto/stimolo per la richiesta di un testo scritto (valutazione della scrittura) nei bambini più piccoli.

5.3.6.4 Disabilità cognitiva lieve e apprendimento

Per i bambini e i ragazzi per i quali sorge il dubbio che una disabilità cognitiva lieve possa essere all'origine delle difficoltà di apprendimento, è importante, nel contesto della valutazione, lasciare spazio ad attività meno strutturate, più spontanee, che permettono di evidenziare le caratteristiche difficoltà nelle capacità organizzative, la mancanza di flessibilità cognitiva, la scarsa capacità di generalizzare e una certa lentezza esecutiva (Capozzi et al., 2008; Sechi e Capozzi, 1992) (vedi anche paragrafo 5.3.4). Le difficoltà di apprendimento in questo caso sono abbastanza diffuse a tutte le materie; talora, sono il primo sintomo che viene più o meno chiaramente rilevato dall'ambiente immediato del bambino. Sono bambini che possono acquisire un livello di competenza tecnica accettabile (lettura ad alta voce, per esempio), e quindi non destare particolari preoccupazioni a un esame superficiale; ma che cadono in compiti per i quali devono elaborare dati che già possiedono, ovvero analizzare dati per trarne deduzioni (Capozzi e Musatti, 1994) o applicare una regola a un caso diverso da quello iniziale (Capozzi et al., 2008). La comprensione è generalmente scarsa; inoltre sono bambini che, per esempio, avranno più difficoltà nel creare un racconto da un'immagine visiva; nel riassumere un testo letto (o anche sentito) riproporranno qualche elemento del racconto di origine, senza o con pochissimi nessi logici; alle domande di comprensione raramente vanno bene, specie in domande circa aspetti impliciti del testo. Per la situazione di rischio in cui si trovano questi bambini, è importante rilevare il prima possibile la loro disabilità cognitiva.

5.4   Psicopatologia: ovvero l'esame psichiatrico applicato all'età evolutiva

Un esame psichiatrico e psicopatologico implica, in età evolutiva come nell'adulto, lo stabilire una comunicazione con il paziente – un bambino o un ragazzo – per conoscere i suoi sentimenti, i suoi pensieri, le emozioni; in breve, per ottenere uno scorcio del suo mondo interiore. Questo è il compito essenziale dello psichiatra dell'età evolutiva e il cardine di tutta la disciplina.

Elementi per la valutazione psicopatologica si ottengono in una certa misura già dalle informazioni e dati rilevati in prima visita (Capitolo 3), ma vengono soprattutto rilevate nel corso di colloqui clinici (Capitolo 4) attraverso l'osservazione e l'uso di varie tecniche verbali e non verbali. L'età del paziente è uno dei fattori determinanti: un colloquio unicamente verbale può essere proponibile a un adolescente, ma nel caso dei bambini più piccoli o di disturbi gravi, le tecniche di gioco e altre non verbali possono essere le sole vie praticabili (AACAP, 1997; Eminson, 2005). Più spesso (e questo vale anche per gli adolescenti, anche se nel loro caso occorrono alcune cautele; vedi Capitolo 4) il colloquio viene comunque facilitato dalla proposta di un'attività che possa mediare la comunicazione tra clinico e paziente, che funga da sostegno allo scambio e che assuma il compito di elicitare e tradurre stati d'animo, contenuti, emozioni, offrendo un supporto alle proiezioni dal mondo interiore del paziente.

I punti chiave di una valutazione psicopatologica, su cui il medico dovrà portare la sua attenzione (Bostic e King, 2007; Lewis, 1996; Mazet e Houzel, 1999), sono:
- il problema per cui è venuto il paziente;
- le sue aree principali di funzionamento (casa, scuola, socializzazione ecc.);
- affettività, sentimenti, conflitti interiori, immaginazione, modo abituale di regolare le pulsioni quali l'aggressività; in essenza, il mondo interiore del paziente;
- eventuale presenza di sintomi e segni con possibile significato patologico.

Mentre la descrizione del problema e le principali aree di funzionamento sono punti spesso già trattati in prima visita, sui quali in colloquio si può eventualmente tornare (per esempio per chiedere il punto di vista del paziente, se è abbastanza grande), i punti terzo e quarto sono valutati in larga misura, anche se non unicamente, nel corso del colloquio.

In questa sezione perciò verranno per primi descritti i segni e sintomi di psicopatologia, differenziandoli per fasce di età; quindi si discuteranno le tecniche della valutazione psicopatologica.

5.4.1   Aree sintomatiche in psicopatologia dell'età evolutiva

In età evolutiva, sintomi e segni di disagio, di disturbi dello sviluppo e problematiche della sfera psichica, possono variare in funzione dell'età e del livello di sviluppo (Capitolo 1). Di conseguenza, anche le aree verso cui orientare la ricerca di sintomi psicopatologici sono diverse nelle diverse fasce di età, tenendo conto che i limiti di età descritti sono approssimativi e che occorre sempre tenere conto, oltre all'età cronologica, dell'effettivo livello di sviluppo.

5.4.1.1   Bambino piccolo

Nel bambino piccolo (cioè più o meno di età prescolare, circa 2-5 anni) è particolarmente importante valutare per prima cosa la possibile presenza di disturbi cognitivi e neuropsicologici, ritardi, atipie dello sviluppo (Bollea, 1980; Lewis, 1996). Sul piano psicopatologico (per quanto la frontiera tra i due piani sia permeabile), l'attenzione del clinico si dovrebbe orientare, in particolare, verso alcune aree sintomatiche (Bostic e King, 2007; King e Noshpitz, 1991), sempre ponendo quanto riferito oppure osservato in rapporto a quanto è normale per l'età cronologica.

Tra le principali aree sintomatiche da esplorare vi sono:

1) area dei problemi nella regolazione delle funzioni fisiologiche:
   - sonno: per esempio difficoltà a dormire da soli, risvegli, incubi, *pavor nocturnus*;
   - alimentazione: problemi nell'alimentarsi, dieta molto selettiva, rifiuto di alcuni cibi, mangia poco, mangia troppo, alimentazione usata come "ricatto" affettivo in rapporto con i genitori ecc.;
   - sfinteri: enuresi, encopresi, primaria o secondaria;
2) livello generale di attività:
   - instabilità motoria, iperattività/apatia, scarso movimento, pochi comportamenti di esplorazione;
3) tono generale dell'umore; modo di relazionarsi; attenzione:
   - estrema timidezza, isolamento, chiusura su se stessi/eccessiva confidenza, non discrimina nei rapporti con gli altri;
   - frequenti variazioni di umore, sensibilità, instabilità;
   - attenzione, capacità di concentrazione, distraibilità;
4) regolazione delle emozioni; segni e sintomi psicopatologici:
   - segni di ansia (in particolare, ansia di separazione), paure importanti, panico, fobie;

- tratti ossessivi, pensieri ricorrenti, rituali, compulsioni;
- aggressività; crisi di rabbia/frustrazione; disubbidienza; scatti d'ira; distruttività;
- mentire, rubare, altri comportamenti problematici.

Data l'età del bambino, molte informazioni saranno ottenute dai genitori durante la prima visita o in colloquio; altre possono venire dal colloquio col bambino stesso (osservazioni, inferenze del clinico su sequenze di gioco, disegni, domande; comunicazioni del bambino). Il clinico viene guidato, nel corso dei colloqui, anche dalla propria conoscenza dei quadri patologici più probabili in questa fascia di età e delle costellazioni sintomatiche più frequenti. In linea generale è preferibile prima lasciare libero spazio alle comunicazioni spontanee (in questo caso, dei genitori, soprattutto) e quindi andare a indagare specificamente sull'eventuale presenza di altri sintomi, non citati.

5.4.1.2 Bambino di età scolare; preadolescenza

Nel bambino più grande e nel ragazzo preadolescente, il colloquio col paziente assume progressivamente un ruolo centrale e diventa una sede privilegiata per la valutazione diretta di aspetti psicopatologici (Bostic e King, 2007); tuttavia, come sempre avviene in età evolutiva, il medico forma la propria idea della situazione clinica combinando e incrociando informazioni ottenute da diverse fonti (paziente e genitori, essenzialmente) nei vari momenti della consultazione.

In questa fascia di età, le principali aree sintomatiche da esplorare differiscono in alcuni dettagli da quelle citate per i bambini più piccoli; l'*espressione* sintomatica, naturalmente, è legata al livello di sviluppo (Ajuraguerra, 1980; Cox e Rutter, 1985; Levi, 1995).

Come per il bambino più piccolo, in età scolare andrebbero esplorate le aree di:
- difficoltà con l'alimentazione (fissazioni su alcuni cibi, dieta selettiva ecc.) e il sonno (difficoltà ad addormentarsi, incubi, pavor, risvegli notturni); oltre all'eventuale persistere di enuresi, encopresi;
- livello generale di attività (iperattività, instabilità motoria o il loro contrario) e attenzione, concentrazione, distraibilità;
- sintomi psicopatologici di stati ansiosi; presenza di fobie, paure intense, panico; tratti ossessivi, pensieri ricorrenti, rituali, compulsioni.

In aggiunta, nel bambino di età scolare e nel preadolescente acquista rilievo, e deve perciò essere oggetto dell'attenzione del medico, l'eventuale presenza di:
- alterazioni importanti del tono dell'umore (umore variabile, irritabilità, segni e sintomi di depressione; chiusura in se stessi);
- impulsi, pensieri autolesivi o passaggi all'atto (minacce di suicidio, tentato suicidio; vedi sotto);
- comportamenti oppositivi; crisi di rabbia/frustrazione; distruttività, aggressività, problemi di comportamento;
- rispetto alla scuola: assenze ingiustificate, rifiuto di andare a scuola, altri problemi legati alla frequenza; problemi di apprendimento, di rendimento;
- rapporti con i coetanei: ritiro in sé, eccessiva timidezza; rapporti con adulti/familiari;
- altri sintomi psicopatologici, tra cui allucinazioni, delirio (vedi sotto).

5

5.4.1.3   Adolescenza

La psicopatologia in adolescenza è caratterizzata da un certo numero di specificità legate alle dinamiche della fase evolutiva (Marcelli e Braconnier, 2008). Agli estremi della fascia di età, sussistono sovrapposizioni; nella prima adolescenza si continuano a trovare costellazioni sintomatiche più tipiche del bambino prepubere, mentre verso il limite superiore dell'adolescenza, fissato per convenzione a 18 anni, la psicopatologia si sovrappone a quella del giovane adulto (AACAP, 1997; Braconnier, 2002).

I nuclei sintomatici da ricercare con particolare attenzione includono:

- tono dell'umore: segni di depressione, estrema variabilità, labilità, perdita di interesse nelle cose, ritiro in sé;
- suicidio: ideazione suicidaria, tentativi di suicidio; comportamenti autolesivi;
- problematiche legate all'alimentazione e al peso corporeo: percezione distorta della propria immagine corporea, comportamenti di tipo anoressico o bulimico;
- situazioni limite nelle relazioni e socializzazione (estremo ritiro/estrema socievolezza);
- segni di ansia, angoscia, paure intense, panico, fobie (soprattutto fobie sociali);
- tratti ossessivi, pensieri ricorrenti, rituali, compulsioni;
- eventuali sintomi psicotici;
- problemi della condotta; aggressività; comportamenti antisociali;
- abuso di alcol o droghe; comportamenti di ricerca del rischio (anche nei comportamenti sessuali);
- a scuola: problemi di rendimento scolastico (bruschi cali di rendimento possono essere indicativi); frequenza irregolare; drop-out.

5.4.2   Precisazioni su alcuni sintomi psichiatrici in età evolutiva

5.4.2.1   Disturbi del pensiero

Nei preadolescenti e adolescenti il medico dovrebbe prestare attenzione alle caratteristiche del pensiero: contenuti, velocità, fluidità (AACAP, 1997; Mazet e Houzel, 1999). Coerenza, appropriatezza dei contenuti vanno giudicate, chiaramente, in funzione dell'età e del contesto culturale di provenienza: il pensiero magico è perfettamente normale nei bambini più piccoli, diventa bizzarro in un adolescente, per esempio (Ajuraguerra, 1980). Specifici contenuti possono essere normali in un bambino immigrato cresciuto in una famiglia ancora immersa nelle proprie tradizioni, meno nel caso di un bambino italiano che non abbia avuto contatti con quella data cultura. Pensiero ridondante, fuga delle idee sono costrutti più tipici della psichiatria adulti che talora possono essere utili per descrivere alcune osservazioni; attenzione a prenderli alla lettera.

5.4.2.2   Sintomi "psicotici": allucinazioni, delirio in età evolutiva

Sintomi di disfunzioni percettive (allucinazioni, delirio) in età evolutiva sono fenomeni rari, ma non del tutto assenti (AACAP, 1997). Se ci può essere un sospetto in tal senso, fare con delicatezza domande specifiche, facendo bene attenzione a non fare confusione tra il fenomeno, ben diverso, degli amici immaginari (come Calvin e Hobbes) e una vera disfunzione percettiva (Bostic e King, 2007). È improbabile che, in età pediatrica, allucinazioni e delirio siano sintomi di psicosi. Possono comparire in caso di patologie somatiche, quali una malattia del sistema nervoso centrale (encefalite, per esempio) o una disfunzione metabolica; attenzione alla diagnosi differenziale, in questi casi in genere si rilevano altri segni e sintomi del disturbo principale. Nei bambini piccoli, i quali mettono in opera meccanismi difensivi elementari (Mazet e Houzel, 1999) possono comparire allucinazioni (di solito uditive) in situazioni di grave tensione (per esempio la morte di un genitore, gravi tensioni familiari) quando l'ansia arriva a livelli tali da minacciare di sopraffare il bambino. Nei bambini più grandi è difficile che avvenimenti traumatici possano condurre ad allucinazioni; ma se il fattore provocante è molto grave, può indurre una regressione nel paziente, e quindi ai fenomeni allucinatori come risposta difensiva come descritto per il bambino piccolo. Questo avviene a volte nel caso di gravi, improvvise malattie somatiche in un bambino precedentemente sano e attivo (Lewis, 1996). In ultimo viene l'ipotesi che sarebbe più ovvia nell'adulto, ma che in età evolutiva è rarissima prima dell'adolescenza (Marcelli e Braconnier, 2008; Eminson, 2005): allucinazioni e/o delirio come sintomo di psicopatologia grave (psicosi). In questo caso si rilevano contenuti più caotici e frammentari, in genere in concomitanza ad altri segni e sintomi, tra cui un disturbo del pensiero.

5.4.2.3   Disturbi del tono dell'umore

È importante prestare attenzione a eventuali sentimenti depressivi e sintomi di depressione, ricordando che, in età evolutiva (specie in infanzia-preadolescenza) le espressioni sintomatiche di una depressione possono essere molto diverse da quelle dell'adulto, per quanto il disturbo sottostante sia lo stesso (Goodyer, 1995; Levi, 1994). I sentimenti depressivi sono identificabili riconoscendo una serie di affetti su cui è possibile indagare in maniera abbastanza specifica; in aggiunta, per una diagnosi di depressione, deve essere presente un certo numero di sintomi. L'espressione sintomatica della depressione in età evolutiva può empiricamente essere raggruppata in tre aree di espressione (Tabella 5.6), utili come promemoria diagnostico; tipicamente saranno rilevabili alcuni sentimenti depressivi, associati a sintomi prevalentemente appartenenti a una delle aree di espressività. In adolescenza, il quadro si avvicina sempre di più alla classica espressività nell'adulto (Monniello e Ivancich Biaggini, 2004).

5.4.2.4   Suicidio in età evolutiva

Al minimo sospetto in tal senso è fondamentale esplorare l'area del suicidio; questo a maggior ragione nel caso di un vero e proprio tentativo di suicidio o quando sia stata espressa tale intenzione in maniera più o meno esplicita (Calderoni et al., 1994; Gould et al., 2003). Il rischio è reale negli adolescenti, ma anche, molto più di quanto non si pensi, nei bambini, specie se affetti da patologia depressiva (Ajuraguerra, 1980; Bernabei et al., 1997; Mazet e Houzel, 1999). In questi casi occorre valutare gli avvenimenti e le circostanze che hanno condotto all'episodio e i sentimenti del bambino o ragazzo (depressione, disperazione, altri sen-

5

Tabella 5.6 Alcuni segni e sintomi di depressione in età evolutiva

Sentimenti depressivi in età evolutiva
• Tristezza
• Paura di non essere amati (chiede spesso se gli si vuol bene?)
• Senso di mortificazione, di vergogna
• Senso di inadeguatezza
• Senso di colpa (raro altrimenti in un bambino piccolo)
• Noia
• Incapacità di regolare l'aggressività
• Paura del coinvolgimento emotivo
• Incapacità di esprimere i propri sentimenti

Depressione in età evolutiva: tipici raggruppamenti sintomatici
1. Area dei disturbi somatomorfi (stanchezza persistente; disturbi del sonno; dolori muscolari, articolari, cefalea, mal di pancia ecc., senza causa medica rilevabile)
2. Area delle difficoltà scolastiche e difficoltà di attenzione (non c'è un disturbo specifico di apprendimento: è proprio nella aspecificità del disturbo che si fa la diagnosi differenziale)
3. Area dell'instabilità motoria e difficoltà nelle relazioni sociali

In aggiunta
Pensieri, preoccupazioni, paure circa la morte, eccessivi quantitativamente e qualitativamente atipici (rispetto al livello evolutivo)

timenti caratteristici). È improbabile che un comportamento suicidario avvenga in assenza di qualsiasi quadro psicopatologico (depressione, generalmente); ma i segni esteriori di tale quadro possono essere misconosciuti, difficilmente rilevabili dall'ambiente immediato del bambino o ragazzo (Lewis, 1996). Altri aspetti su cui occorre indagare sono: quanto l'atto sia stato progettato e pianificato o se invece sia stato un agire d'impulso; se, nelle intenzioni del bambino o ragazzo, l'esito fosse chiaramente letale o in qualche modo dimostrativo; e quale sia stata la reazione, dopo il tentativo di suicidio (persistere dei sentimenti di depressione e disperazione o spavento e rigetto rispetto all'atto). Molte le pubblicazioni sull'argomento (per delle rassegne, vedi per esempio: Bostic e King, 2007; Gould et al., 2003; Lewis, 1996); alcune riportano checklist per l'uso clinico. Essenzialmente il rischio è da considerarsi alto quando l'intenzione è chiara (lo ha fatto perché voleva morire); l'atto è stato progettato con attenzione; il metodo scelto è sicuramente letale; e il paziente (qui spesso si tratta di adolescenti) riceve poco sostegno dal proprio ambiente familiare, è isolato e si sente solo, è sotto stress, mostra impulsività, scarso giudizio, presenta psicopatologia, esprime disperazione e non crede che le cose possano migliorare. Sono rilevanti anche recenti eventi avversi (morti o dissensi in famiglia; delusioni sentimentali; fallimento scolastico o lavorativo); l'eventuale presenza di precedenti episodi di tentato suicidio, l'essere stati esposti a comportamenti suicidari (per esempio notizie dai media o suicidio di un compagno di scuola).

5.4.2.5 Ansia

In età evolutiva, alcune tipologie di paure, ansie o timori possono essere comuni e "fisiologici" per determinate fasce di età o livelli di sviluppo; e una reazione di paura o ansia di fronte a determinate esperienze è perfettamente naturale. In realtà, più che l'esatto contenuto ("di che cosa hai paura, di che cosa ti preoccupi?"), i fattori decisivi sono l'*intensità* dell'ansia/paura, la sua durata o persistenza e quanto incide negativamente sulla vita del paziente (Bostic e King, 2007; Lewis, 1996). Ovviamente, ansie/paure dai contenuti chiaramente atipici per il livello di sviluppo (per esempio ansia da separazione in un bambino di nove anni) sono anch'esse un segnale da rilevare immediatamente.

Ogni disturbo d'ansia comprende sia sintomi psicopatologici (sintomi comuni sono per esempio presenza di paura, tensione continua, nervosismo, preoccupazioni pervasive di diverso tipo, "un fascio di nervi", incubi ecc.) sia sintomi sociali-comportamentali (relazioni sociali di dipendenza, eccessivo attaccamento e/o ritiro in sé, timidezza, reazioni esagerate in troppo o troppo poco, eccessiva cautela/scavezzacollo); inoltre, comprende alcuni sintomi fisici (cardiovascolari, respiratori, muscolo-scheletrici, gastrointestinali e altri) che possono essere simili a sintomi di malattie somatiche. Perciò, se si sospetta un disturbo di questo tipo, è importante aver escluso la presenza di patologie somatiche. In caso di dubbio, il medico non deve esitare a consultare il medico curante o il pediatra del paziente e, al limite, richiedere una visita medica/pediatrica o effettuarla lui stesso.

5.4.3   Tecniche e metodi per l'esame psichiatrico in età evolutiva

Dati e informazioni per la valutazione psicopatologica/esame psichiatrico in età evolutiva si rilevano essenzialmente nel corso del colloquio clinico, attraverso l'osservazione mediata da varie tecniche verbali o non verbali. La struttura fondamentale del colloquio, e i principi generali che lo sottendono, sono stati trattati nel Capitolo 4. Qui verranno descritte a grandi linee alcune tecniche e metodi utili per la valutazione psicopatologica e alcuni punti relativi alla struttura del colloquio.

Qualsiasi metodica di interazione con il paziente offre a suo modo una mediazione e fornisce perciò informazioni utili anche per una valutazione psicopatologica, persino una prova fortemente strutturata per uno scopo specifico; per esempio, durante una prova di lettura, il modo con cui il paziente si confronta alla prova, il suo comportamento durante la prova, sono spesso altrettanto indicativi dei risultati in senso stretto. Tuttavia, alcune attività si dimostrano particolarmente efficaci nell'esplorare affetti, emozioni e altri contenuti psichici, in particolare in età evolutiva, dove il canale verbale è spesso, per vari motivi, poco utilizzabile (AACAP, 1997; Bostic e King, 2007; Eminson, 2005; King e Noshpitz, 1991; Lewis, 1996; Mazet e Houzel, 1999).

Le tecniche specifiche impiegate nei colloqui in età evolutiva sono, essenzialmente, tecniche proiettive verbali o non verbali, più o meno formalizzate, che forniscono un modo di superare i limiti (imposti dal livello di sviluppo, dall'età e da altri fattori) alle capacità introspettive del bambino o ragazzo e alle capacità di esprimersi verbalmente sui suoi stati interiori. Sono tecniche che spesso, in aggiunta, introducono un elemento di gioco e quindi di divertimento in un colloquio che altrimenti potrebbe essere piuttosto rigido e noioso e contribuiscono a mettere il bambino a suo agio. Schematicamente, si possono suddividere a seconda della modalità principale con cui viene mediata la comunicazione; naturalmente le differenze non sono mai così nette (una metodica "di gioco interattivo", per esempio, comprende anche una buona parte di comunicazione verbale) e nel corso di un colloquio il medico può passare dall'una all'altra secondo le sue necessità e preferenze.

5.4.3.1 Tecniche di gioco interattivo

Il ruolo del gioco nella consultazione ambulatoriale viene esaminato in dettaglio nella sezione 5.6 e brevemente riassunto qui. Le tecniche di gioco interattivo utili per una valutazione psicopatologica prevedono, usando piccole figure, pupazzi o marionette, eventualmente inserite in un contesto (casetta, oggetti di vita quotidiana), di incoraggiare e orientare una sequenza di gioco, con il duplice obiettivo di consolidare il rapporto e di raccogliere dati utili alla diagnosi. La forma e la qualità del gioco in rapporto all'età cronologica, oltre ai suoi contenuti, danno utili informazioni.

Occorre procedere tenendo a mente gli obiettivi di questa fase della presa in carico ed evitare di distorcere il materiale raccolto con interventi intrusivi o speculazioni interpretative imprudenti (Mazet e Houzel, 1999); l'argomento viene discusso nel Capitolo 4. L'uso del gioco in una consultazione ambulatoriale è ben diverso da quello che può avvenire in un contesto di psicoterapia psicodinamica: gli obiettivi nei due casi sono radicalmente differenti, così come la natura della situazione clinica e del rapporto col paziente. In una consultazione ambulatoriale sarebbe ridicolo proporre classiche sedute di gioco (non serve in questo contesto, non ci sarebbe tempo e comunque ci vorrebbe un training). Si può, invece, cogliere l'occasione di una sequenza di gioco più o meno spontaneo (il bambino, visti dei giocattoli lasciati a disposizione, si è messo a giocare, per esempio) per prendere nota di aspetti/contenuti rilevanti ed eventualmente inserirsi, orientando il gioco, per sondare con la massima delicatezza in tale o talaltra direzione (Lewis, 1996).

Il gioco, oltre a un utile strumento per esprimere e comunicare contenuti relativi al proprio mondo interiore, va anche visto in chiave evolutiva, e può servire anche per una stadiazione. Un bambino che usa tipologie di gioco proprie di una fase evolutiva che ha abbondantemente superato va esaminato più da vicino. Il tipo di gioco, evolutivamente parlando, fornisce una stima del livello di sviluppo. In presenza di gioco simbolico articolato e di gioco rappresentativo, si può rilevare l'organizzazione delle sequenze di gioco (caotiche/organizzate, andamento ridondante/scene giustapposte/fluido svolgersi di una storia) e quindi contenuti ed emozioni annesse.

5.4.3.2 Tecniche grafiche e disegno (dettagli al paragrafo 5.5)

Il disegno è forse lo strumento più versatile in una consultazione ambulatoriale in età evolutiva. Il grafismo (in generale, e ancor più nel caso di specifici tipi di disegno) può fornire indicazioni su livello cognitivo, competenze prassiche, percezione della realtà e processi di integrazione di queste diverse funzioni neuropsicologiche. Oltre a ciò, ovviamente, il disegno offre una finestra sul mondo emotivo-affettivo e sul mondo interno del paziente: nell'espressione grafica vengono infatti proiettati abbondan-

ti elementi pulsionali. Proporre carta e matite è un'ottima "apertura" per un colloquio (come anche per una prima visita), non solo nel caso dei pazienti più giovani.

Le prove grafiche utili per una valutazione psicopatologica essenzialmente si di-
vidono in:
- disegno spontaneo;
- disegni a tema fisso;
- tecniche interattive: gioco degli *squiggles* di Winnicott, per esempio.
Saranno trattati nella sezione dedicata al disegno.

Il disegno, in particolare il disegno spontaneo, può essere usato come supporto
per il colloquio; dopo che il paziente ha eseguito un disegno, gli si chiede di descrivere quello che ha disegnato, di inventare una storia a riguardo ("Cosa sta succedendo, lì nel tuo disegno? Cosa è successo prima? Come andrà a finire?"). Si potrà poi
passare a domande più specifiche, conducendo un colloquio sul sostegno offerto dal
disegno. Il disegno rivela:
- attraverso tipo e qualità dell'esecuzione il livello di sviluppo cognitivo e delle altre competenze implicate nel grafismo;
- nei contenuti, un quadro dell'assetto emotivo-affettivo, del mondo interiore del
  paziente;
- nella reazione alla proposta di disegnare, nel comportamento durante l'esecuzione
  del disegno, oltre che nei contenuti, aspetti inerenti la motivazione e l'autostima.

5.4.3.3 Tecniche verbali

Mirate a ottenere indicazioni su immaginazione, emozioni e conflitti interiori elici-
tando le proiezioni del caso, offrono un modo di entrare in contatto con il mondo interno del bambino. Possono essere usate in colloquio quando opportuno; occorre tenere bene a mente gli obiettivi del colloquio (è una consultazione ambulatoriale, non
una psicoterapia!), agire quindi con delicatezza e limitarsi a fare il necessario per ottenere i dati che servono ai fini diagnostici. Le tecniche che usano la comunicazione verbale sono numerosissime; eccone alcuni esempi:
- quale animale vorresti essere/ti piace di più? Di meno?;
- descrivi un sogno/un libro che hai letto/un film che hai visto. Si possono per esempio porre domande sull'attività onirica del paziente: "Fai sogni belli o sogni brut-
  ti? Mi racconti un tuo sogno?";
- tre desideri: si può proporre la domanda "del genio della lampada": "Se potessi
  vedere esauditi tre desideri, quali sceglieresti?" (Lewis, 1996);
- episodio bello-brutto (utile negli adolescenti): chiedere al paziente di raccontare,
  o scrivere, l'episodio più bello e quello più brutto che gli sia accaduto. Le risposte forniranno dei tasselli aggiuntivi al quadro che il clinico si sta formando nel
  corso della consultazione (Seganti, 1995);
- storie standard da completare (favole di Düss, per esempio);
- storia con supporto visivo: per i bambini più piccoli: farsi raccontare una storia
  partendo da un'immagine semplice che si propone al bambino (immagine di una
  scena più o meno complessa a seconda dell'età; per esempio, un'immagine della prova RV) non solo va a valutare competenze neuropsicologiche come linguaggio, sequenzialità, logica narrativa ecc. (vedi paragrafo 5.3.5), ma può offrire (tra-

mite l'osservazione del comportamento del bambino nell'eseguire, e i contenuti) indicazioni utili per la valutazione psicopatologica. Questo vale per tutte le prove utilizzate in valutazione, in misura maggiore o minore a seconda della "rigidità"/struttura della prova stessa;

- infine, può a volte essere indicato porre alcune domande direttamente. Farlo con tatto, al momento giusto, usando un modo di comunicare adatto al livello di sviluppo e culturale del paziente; domanda chiara, breve, in termini comprensibili per il paziente e diretta al punto.

5.4.4   Test e metodi standardizzati nella valutazione psichiatrica

Esiste una certa varietà di test proiettivi dedicati all'infanzia (Children's Apperception Test o CAT, *patte noire* ecc.); negli adolescenti, si tende a usare le versioni per gli adulti (Thematic Apperception Test o TAT, Rorschach ecc.). Sono strumenti che sfruttano il fenomeno della proiezione; propongono al soggetto delle immagini-stimolo, in genere figurative (tranne il Rorschach), sulle quali dovrà esprimersi (con diverse istruzioni nei diversi test; in genere deve dire cosa sta succedendo nell'immagine); le risposte vengono punteggiate seguendo determinati criteri. I dati risultanti da questi test possono essere utili in una valutazione psichiatrica-psicopatologica approfondita e vanno considerati, come sempre, nel contesto del quadro clinico nel suo insieme. Si tratta di test delicati e lunghi da somministrare in maniera rigorosa; alcuni richiederebbero un training specifico. Tuttavia, mentre sembra escluso che nella consultazione ambulatoriale vi sia necessità (e spazio) per somministrare un intero test proiettivo e codificarlo secondo le istruzioni, si può benissimo usarne il/materiale per una somministrazione informale, a scopo indicativo. Il fenomeno della proiezione è universale, potente e utile; in teoria si potrebbe usare qualsiasi cosa, ma le immagini-stimolo di questi test sono state create apposta perché particolarmente cariche di un dato tipo di significati o atte a elicitare tale emozione. Avendo a disposizione il materiale, può essere molto indicativo proporre al paziente alcune tavole adatte alla sua età (o tutte quante, per i test più brevi), con le istruzioni del caso; e annotare le risposte, trattandole però come un altro degli innumerevoli tasselli che stanno componendo il quadro della situazione psicopatologica di questo paziente.

Esistono diversi strumenti standardizzati destinati al rilievo della patologia psichiatrica, generalmente sotto forma di questionari da far compilare al paziente, e/o ad altre fonti di informazione (genitori, insegnanti) che generano un punteggio o un profilo. Possono avere senso in un contesto di ricerca ove servono dati comparabili, preferibilmente quantitativi; e, secondo alcuni (AACAP, 1997), possono essere d'aiuto nella formazione dei nuovi specialisti. L'utilità diretta per la clinica resta, perlopiù, da dimostrare.

5.5 Il disegno nella consultazione ambulatoriale

Il disegno è un'attività che richiede l'integrazione di:
- abilità motorie e prassiche (tra le quali la coordinazione bimanuale);
- intelligenza, funzioni cognitive;
- competenze simboliche, affettività, emozioni, sentimenti, mondo interiore.

Perciò il disegno può potenzialmente essere uno strumento per sondare ognuno di questi aspetti (Karmiloff-Smith, 1990; Sabbadini, 1995). Queste tre competenze incidono su ogni tipo di prova grafica in misura variabile a seconda della prova: esistono, per esempio, prove grafiche su cui pesano molto fattori cognitivi ("disegno cognitivo", appunto) e che perciò sono molto indicative in questo senso. Altre saranno più direttamente prassiche (i semplici disegni su modello di cerchio, linea, quadrato ecc.). Altre (un disegno spontaneo, il gioco degli scarabocchi, la prova della famiglia) danno modo di accedere in parte a fantasie, sentimenti e via discorrendo (Di Leo, 1970). Comunque saranno implicati tutti i fattori: quali che siano i contenuti espressi in un disegno spontaneo, il livello grafico (la qualità e complessità del disegno) dipenderà dall'abilità prassica e dal livello cognitivo. Questo è da tenere presente: attribuire la povertà di un disegno solo ad aspetti inibitori quando in realtà ci potrebbe essere un ritardo mentale misurabile e significativo non è clinicamente corretto (e non aiuta il paziente). Come sempre, partendo dalle informazioni avute e osservate dalla prima visita e naturalmente dall'età del paziente, si procede, modulando la richiesta, in funzione delle aree che si vogliono esplorare e dell'età del paziente.

5.5.1 Semplici prove grafiche

Una valutazione delle competenze prassiche in un bambino non può non includere qualche prova grafica (Fig. 5.1).

Un primo livello (in bambini di età prescolare) può consistere nel far copiare disegni semplici (Ivancich Biaggini et al., 2004; Lewis, 1996; Mazzoncini et al., 1996): cerchio (lo scarabocchio circolare dovrebbe chiudersi in un cerchio, più o meno preciso, verso i 2 anni); linee orizzontale e verticale (3 anni); incrocio di due linee, croce (3,6 anni); quadrato (4 anni); croce di S. Andrea (5 anni); triangolo (6 anni).

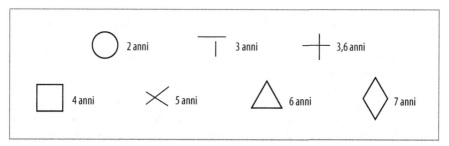

Fig. 5.1 Semplici prove grafiche; età media in cui la competenza si stabilizza

Il livello di sviluppo si stabilisce come di consueto, cominciando con la prova che il bambino dovrebbe superare in base all'età cronologica e quindi aggiustando il tiro; oppure, volendo gratificare un bambino per il quale si prevede che non supererà la prova adatta alla sua età, si comincia da prove più semplici. Per esempio: bambino di 6 anni con problemi a scuola (è stato già inserito in prima e fatica nell'apprendimento della scrittura, è molto disordinato sulla pagina ecc.). C'è il dubbio di un problema prassico, un'immaturità della competenza. Gli si mette davanti carta e matite o pennarelli e gli si chiede di disegnare seguendo l'esempio. Poi si comincia, tracciando un cerchio; e invitandolo a tracciarne vicino uno uguale. Poi a turno: una linea orizzontale, una verticale ecc. Mettiamo che il paziente superi la prova del cerchio, la linea orizzontale, la verticale, fa l'incrocio, ma non riesce a fare il quadrato: il suo livello di sviluppo sarà indicato dall'ultima prova superata con successo, in questo caso l'incrocio delle linee, perciò 3,6 anni. Per un bambino di età cronologica 5,6 anni, questo è decisamente indicativo di un ritardo o atipia di sviluppo in quell'area, che merita un approfondimento, per esempio programmando una valutazione neuromotoria e prassica completa con un terapista della riabilitazione in età evolutiva (TNPMREE).

5.5.2   Il disegno "cognitivo": un grado di complessità in più

La prova del cosiddetto "disegno cognitivo" (Levi et al., 1987) consiste in un particolare disegno a soggetto che, per la natura del compito richiesto, sonda le capacità grafomotorie (competenze prassiche), le capacità rappresentative-ideative (rappresentazione mentale) e quindi la loro integrazione nel funzionamento cognitivo.

Richiedere a un bambino di disegnare "le forbici" – un oggetto reale che conosce bene, che fa parte della sua vita di tutti i giorni – è un compito in genere bene accetto perché abbastanza insolito; e poiché è insolito, è minore il peso di modelli acquisiti. È una richiesta che non richiede particolari prestazioni grafomotorie: gli schemi grafici indispensabili sono semplici (linee rette padroneggiate a 3 anni, incrocio a 3,6, l'incrocio di linee oblique per i 5 anni). Tuttavia, si tratta di una richiesta complessa, perché presuppone non solo la produzione di un'immagine, ma anche la rappresentazione di un meccanismo: il perno su cui si articolano le lame. Infatti, per eseguire la prova con successo occorre:

- possedere un'immagine mentale dell'oggetto (competenze rappresentative-ideative);
- progettare la realizzazione grafica e controllare l'esecuzione motoria (competenze grafomotorie, prassiche);
- aver *compreso* il meccanismo che fa funzionare l'oggetto (livello cognitivo), per poterne rappresentare correttamente gli elementi funzionali.

La prova si può proporre dai 4 anni ed è sensibile dai 5 agli 8 circa. Esiste un protocollo di somministrazione in varie fasi, con criteri di valutazione e scale di punteggi: vengono considerati, oltre alla forma generale delle forbici, i rapporti spaziali tra le lame, la presenza di dettagli e, soprattutto, la presenza e posizione del meccanismo (in questo caso il perno tra le lame). Oltre alla somministrazione completa con pieno *scoring* dei risultati, il disegno delle forbici può essere proposto in maniera meno formale e fornire un'indicazione di difficoltà più o meno gravi nell'integrazione cognitiva delle competenze grafomotorie e rappresentative.

In bambini e ragazzi più grandi: "disegna la bicicletta" ha la stessa valenza del disegno delle forbici nella fascia più giovane; ed è l'adattamento diretto delle prove sperimentali ideate da Piaget (1967), dai cui lavori deriva il concetto e la costruzione delle prove di "disegno cognitivo".

5.5.3 Disegno spontaneo

Consiste semplicemente in un disegno che il paziente esegue senza nessuna indicazione o suggerimento del clinico per quanto riguarda il contenuto. Può accadere che un paziente prenda l'iniziativa spontaneamente di disegnare; oppure verrà proposto dal medico ("mi fai un disegno?" e varianti).

Un primo punto indicativo è la reazione del bambino o ragazzo alla proposta: accetta subito e comincia con entusiasmo o al contrario si schermisce ("non sono capace") o chiede cosa disegnare (Eminson, 2005; Lewis, 1996)? Se esita occorre incoraggiarlo; se chiede cosa disegnare, è bene ottenere come prima cosa un disegno spontaneo: la risposta ideale è "disegna quello che vuoi". Successivamente, si faranno richieste più specifiche e mirate, anche in funzione dell'età: disegni "cognitivi", disegno della figura umana e così via.

Mentre il paziente disegna, si mantiene un atteggiamento di interesse, ma da una certa distanza: cercando cioè di non incombere troppo sul paziente che, sentendosi osservato troppo da vicino o troppo insistentemente, potrebbe inibirsi, irritarsi e comunque non produrre un disegno rappresentativo o soddisfacente. È bene osservare il paziente all'opera: molte indicazioni possono derivare da come si comporta mentre esegue il disegno. Alla fine, il paziente può annunciare "ho finito", porgendo il foglio, o rimanere lì con il disegno apparentemente finito (ha smesso di disegnare), ma senza dire nulla. A quel punto una delicata domanda risolve le esitazioni: "Hai finito? Lo posso vedere?".

A questo punto, il disegno spontaneo può essere usato come supporto per il colloquio: si chiede al paziente di descrivere cosa ha disegnato; di inventare una storia a riguardo ("Cosa sta succedendo, lì nel tuo disegno? Cosa è successo prima? Come andrà a finire?"). Si potrà poi passare a domande più specifiche, conducendo un colloquio sul sostegno offerto dal disegno.

Oltre ai contenuti, il disegno rivela aspetti inerenti la motivazione e l'autostima: quanto volentieri accetta di disegnare? Dice di non essere capace? Mentre disegna commenta spesso sulla sua poca abilità, dice di disegnare male? Ricerca approvazione? Rifiuta proprio di farlo? Inoltre, si può osservare se il bambino è frettoloso o eccessivamente meticoloso nell'eseguire il disegno; se "tira via" o invece tende a cancellare e correggere, fino all'immobilismo, se disegna occupando tutto il foglio o invece si confina a un angolino.

Il disegno è il prodotto di un dato livello di competenza (strumentale, prassica, cognitiva, concettuale) e di un dato assetto psichico (pulsioni, emozioni, affetti, contenuti, difese, conflitti interiori ecc.); fornisce materiale per raccogliere preziose indicazioni ai fini del processo diagnostico. Attenzione, però: un disegno ha un valore, può fornire delle indicazioni, solo nel contesto in cui viene eseguito e solamente se preso come parte del quadro d'insieme (Mazet e Houzel, 1999; Di Leo, 1970; Eminson, 2005).

5.5.4   Il disegno della figura umana e altri disegni "a tema"

Il disegno della figura umana è il disegno "a tema" più ovvio e diffuso. Le altre persone sono in genere oggetto di intenso interesse per un bambino; il disegno della figura umana è quindi un'attività familiare al bambino (lo ha già fatto), piacevole e investita positivamente: e quindi generalmente viene accettata senza difficoltà. Com'è ovvio, anche nel disegno della figura umana traspare la dinamica evolutiva e fornisce una stima di livello di funzionamento: il disegno risulta dalla integrazione di competenze cognitive, prassico-grafiche e simboliche, e perciò si evolve in una sequenza che riflette lo sviluppo di tali competenze. Cioè per fare un disegno il bambino deve impiegare capacità motorio-prassiche (cioè coordinazione e pianificazione dei movimenti fini per un dato scopo), deve sapere cosa vuole rappresentare (ideativo) e deve conoscere bene l'oggetto del disegno (cognitivo-concettuale). Un disegno riflette quindi il livello evolutivo delle varie competenze: può essere adeguato sul piano prassico, ma concettualmente povero (pochi elementi, pochi dettagli), per esempio. O essere molto ricco in dettagli, disposti con un senso, benché eseguito male tecnicamente (problemi prassici).

I disegni "a tema" (disegno della famiglia, dell'albero ecc.) sono prove grafiche concepite in maniera tale da ricercare, attraverso la proposta di un tema preciso da rappresentare, una massiccia proiezione di contenuti interiori, inconsci (Di Leo, 1970; AACAP, 1997; Lewis, 1996); generalmente si basano su determinate premesse teoriche. Per alcuni disegni "a tema" sono stati proposti protocolli di somministrazione e codifica dei risultati; i quali, statisticamente parlando, sono di valore perlopiù incerto. La somministrazione nei termini rigorosi del protocollo richiede tempo, pignoleria e spesso prevedrebbe una formazione ad hoc. Tuttavia alcune sono piuttosto efficaci e possono dare preziose indicazioni; il medico dovrà valutare se i vantaggi previsti (per esempio, gli spunti sul quadro familiare che può dare un "disegno della famiglia") giustificano una somministrazione informale e il rischio di "bruciare" una tecnica che potrebbe essere utile in futuro (per esempio ipotizzando un invio in psicoterapia).

5.5.5   Tecniche interattive implicanti disegno: il gioco degli squiggles di Winnicott

Il gioco degli *squiggles* o scarabocchi venne ideato dal pediatra e psicoanalista D.W. Winnicott che lo descrive per la prima volta in un lavoro del 1958, poi più dettagliatamente nel 1971. Si tratta di una tecnica interattiva di comunicazione tra medico e paziente attraverso il disegno. Uno scarabocchio iniziale, fatto dal medico, viene modificato dal paziente con aggiunte di elementi o altro; poi medico e paziente discutono del risultato ottenuto; quindi il medico fa le proprie modifiche e di nuovo viene discusso il risultato. Gli scarabocchi sono particolarmente utili per il colloquio clinico a partire dall'età scolare (Lewis, 1996).

Questa tecnica, dalle descrizioni accurate del suo autore e in altri lavori (Berger, 1980), si dimostra piuttosto efficace nell'elicitare i pensieri e i sentimenti del bambino, e nel produrre materiale che illustra le difficoltà emotivo-affettive che sta vivendo. È una prova non strutturata, flessibile e quindi adattabile alle circostanze, in particolare quelle di una consultazione ambulatoriale. Peraltro, il suo carattere interattivo permette di coinvolgente il paziente più direttamente, mediando però la comunicazione tramite l'attività grafica e i commenti verbali sul prodotto (disegno), in uno spazio intermedio (lo "spazio transizionale" descritto dallo stesso Winnicott).

5.6   Il gioco nella consultazione ambulatoriale

Nella consultazione ambulatoriale, il gioco ha un ruolo di primo piano come strumento a doppia valenza. Il gioco è un comportamento umano complesso nella genesi del quale intervengono/interagiscono numerose competenze neuropsicologiche, oltre che aspetti affettivo-relazionali (Bollea, 1980; Lewis, 1996). Da una parte, quindi, si può considerare il gioco in chiave evolutiva e neuropsicologica; cioè attraverso l'osservazione e l'analisi del comportamento di gioco (tipo, struttura), ottenere una stima dei livelli di sviluppo delle competenze coinvolte e altre indicazioni utili sullo status del bambino (per esempio sul piano delle capacità interattive). D'altra parte, soprattutto dopo una certa età, il gioco, con le sue forti componenti emotivo-affettive, diventa una via privilegiata per entrare in contatto con il mondo interiore del paziente e quindi per gli aspetti più spiccatamente psichiatrici/psicopatologici della consultazione (AACAP, 1997).

Naturalmente, in una consultazione ambulatoriale il gioco avrà un ruolo e quindi prenderà una forma, ben diversa da quanto avviene in altre situazioni, come per esempio nel corso di una psicoterapia psicodinamica. Il gioco fornisce dati utili per la consultazione attraverso due vie: da una parte l'osservazione permette di rilevare dettagli sul tipo di gioco, la sua struttura ed eventualmente i suoi contenuti; dall'altra parte, un intervento attivo, per quanto cauto, permette di guidare sequenze di gioco interattivo nelle direzioni desiderate, per una valutazione psicopatologica (Eminson, 2005).

5.6.1   Cenni sullo sviluppo dei comportamenti di gioco

Evolutivamente, il gioco nasce in una certa misura dagli scambi interattivi madre-bambino, dai comportamenti imitativi, dalle competenze proto-rappresentative e rappresentative, e dalle manipolazioni del bebè, quando la scoperta dell'oggetto e la conoscenza in senso lato passano attraverso questo canale tattile, motorio-prassico, estremamente concreto (Sabbadini, 1995; Singer, 1996; Greenspan e Thorndike-Greenspan, 2003). La comparsa della coordinazione bimanuale a partire dai 6 mesi, l'opposizione del pollice dai 10-12 in poi, aprono delle vie infinite a questi canali di esplorazione della realtà. Da schemi manipolativi generici, che il bambino applica senza distinzione a qualsiasi oggetto (per esempio afferra e mette in bocca tutto), si sviluppano progressivamente schemi specifici, esclusivi per un oggetto o per una categoria di oggetti, e in rapporto alla sua funzione effettiva. Attorno ai 9-10 mesi gli schemi sono ancora presimbolici, in linea con lo sviluppo rappresentativo; ma dall'anno, si cominciano a profilare i primi schemi autosimbolici nei quali schemi di azioni abituali, che coinvolgono oggetti della vita quotidiana, vengono riprodotti su se stessi in un gioco "per finta". Per esempio, si finge di mangiare con una forchetta vuota; si finge di dormire sdraiandosi e chiudendo gli occhi. Progressivamente, con l'evolversi delle competenze cognitive e rappresentativo-simboliche (tra l'altro), il gioco si sposta su oggetti esterni a sé: per esempio si finge di nutrire l'orsacchiotto (dai 16 mesi circa).

A partire dal significativo traguardo dei 18 mesi (così carico di importanti appuntamenti evolutivi, come direbbe, giustamente, qualcuno) si può dichiarare iniziata l'era del gioco simbolico. Essenzialmente, si può definire "simbolico" un gioco che soddisfi almeno uno dei seguenti criteri: un oggetto viene adoperato come se fosse un'altra cosa; il bambino attribuisce a un oggetto proprietà che questo non possiede davvero; o un oggetto assente viene trattato come se fosse presente. Dai 18-20 mesi, perciò, il vero e proprio gioco "per finta" compare e si sviluppa arricchendosi, guadagnando in gradi di astrazione e complessità, e diventando sempre più svincolato da un dato contesto. Dai due anni circa cominciano a formarsi sequenze ordinate e coerenti in cui più azioni di gioco si succedono; le sequenze si allungano progressivamente con l'età del bambino. Dopo i tre anni, il punto focale del gioco si comincia a spostare, centrandosi su persone più che su oggetti; compare una drammatizzazione del gioco, viene svolto un tema nel quale i presenti assumono ruoli e vengono stabilite regole.

In sintesi, quindi, una scala evolutiva del gioco, per stadi successivi descritti in base ai principali processi cognitivi coinvolti, potrebbe essere:
- gioco manipolativo;
- gioco imitativo;
- gioco funzionale (uso funzionale di oggetti, presimbolico);
- gioco simbolico.

Una scala di questo tipo è da tenere a mente; si rivela utile quando è necessario descrivere il tipo di gioco messo in atto dal bambino ai fini di una stima del suo livello di sviluppo.

Sul piano dell'osservazione etologica può rivelarsi utile una distinzione in stadi proposta inizialmente negli Stati Uniti (Parten, 1932). Si basa sull'osservazione del comportamento di gioco del bambino in rapporto alla sua interazione sociale. Sono stadi, o tipologie di gioco, che hanno una valenza evolutiva (dal comportamento meno evoluto al più evoluto) e quindi una certa correlazione con l'età, ma che non vanno intesi in senso rigido: in una certa misura possono sovrapporsi o coesistere più stadi, ma in generale si assiste a una progressione da uno all'altro: il bambino, crescendo, abbandona progressivamente le tipologie più "immature" di gioco a favore di quelle più evolute. Le tipologie o stadi di gioco secondo Parten sono:
- riposo/non occupato: il bambino sta per conto suo, talora compiendo azioni o movimenti casuali. È uno stato transitorio tra momenti di attività;

- gioco solitario indipendente: il bambino gioca da solo ed è concentrato su quello che fa. Non mostra di accorgersi della presenza altrui o non gli interessa;
- osservatore/spettatore: il bambino osserva altri che giocano, ma non cerca di entrare nel gioco o di partecipare; può interagire con gli altri, per esempio fare domande sul gioco in corso;
- gioco in parallelo: il bambino gioca indipendentemente dagli altri, ma stando vicino a loro e imitando le loro azioni, non mostra particolare interesse per l'interazione;
- gioco associativo: il bambino mostra interesse nei confronti degli altri, dà inizio a una vera interazione, ma non ancora nel senso di una sua piena partecipazione a un'attività comune; si svolgono attività insieme, ma non coordinate, non organizzate;
- gioco cooperativo: il bambino mostra interesse sia per gli altri sia per il gioco che fanno. C'è interazione e partecipazione in attività coordinate, organizzate, nelle quali i presenti hanno ruoli e vengono stabilite regole.

Le prime tipologie di gioco sarebbero più tipiche dei bambini piccoli, all'inizio dell'età prescolare; il gioco in parallelo è da considerarsi una fase di transizione; gioco associativo e cooperativo sono tipologie più evolute, rare prima dell'età scolare.

5.6.2 Gioco: principi pratici per l'uso in consultazione

Nel gioco confluiscono, intervengono, interagiscono su diversi piani, competenze cognitive, motorio-prassiche, rappresentative, simboliche, relazionali, emotivo-affettive (Sabbadini, 1995; Singer, 1996; Ivancich Biaggini, 2006). Il gioco perciò potenzialmente fornisce indicazioni su ognuna delle funzioni coinvolte. Possono essere seguite due vie: si può cogliere l'occasione di una sequenza di gioco più o meno spontaneo (per esempio, in prima visita, il bambino, visti dei giocattoli lasciati a disposizione, si mette a giocare per conto suo) per osservare e prendere nota di aspetti e contenuti rilevanti, eventualmente inserendosi per sondare con la massima delicatezza in una direzione particolare; oppure il gioco può nascere da una proposta del clinico, che adotta quindi le tecniche più indicate a seconda dei suoi obiettivi. In linea generale, sarebbe preferibile lasciare un primo momento all'osservazione di ciò che il bambino fa spontaneamente (quali giocattoli sceglie, come e se si organizza, che tipo di gioco fa, quanto durano le sue sequenze di gioco e altri aspetti) per prendere quindi una parte più attiva.

Giocattoli a disposizione nella stanza di consultazione dovrebbero essere di vario tipo per essere certi di suscitare l'interesse del paziente, e in buone condizioni. Per i bambini più piccoli per esempio sono utili delle costruzioni, plastilina, uno o più telefoni giocattolo (con i quali si può mettere in scena una "telefonata" tra medico e paziente) figure e animali, autoveicoli di vario genere, un servizio da tè o piatti e bicchieri, eventualmente una casa per le bambole; e naturalmente carta e matite.

Per i bambini più grandi, uno o più giochi da tavolo come il Monopoli possono servire a mediare la comunicazione, così come gli utilissimi carta e matite/pennarelli. Può essere interessante lasciare a disposizione (ma in ordine) i giocattoli per i più piccoli, sopra citati: indicativo per il medico osservare quale materiale viene scelto. Un bambino che sceglie giocattoli molto "da piccolo" può farlo per rassicurarsi; per un moto regressivo da altre cause; oppure per via del suo livello evolutivo: la cosa merita comunque un approfondimento.

In termini schematici, si prende nota di:

- forma del gioco (indicazioni evolutive): tipo di gioco, cosa fa, con quali oggetti?
- organizzazione delle sequenze di gioco (caotiche/organizzate, andamento ridondante/scene giustapposte/fluido svolgersi di una storia); quanto sono lunghe e articolate le sequenze di gioco? Quanto rimane concentrato ed è in grado di sviluppare il gioco/quanto si disperde iniziando altre cose?
- contenuti ed emozioni espresse dal gioco;
- modo di relazionarsi con il medico durante il gioco.

A volte, il medico che sta effettuando il colloquio può rilevare in una sequenza di gioco l'evidente espressione di un contenuto preconscio o fantasia (attività immaginativa), sentimento, emozione. In questo caso talora si può essere tentati di proporre un'interpretazione: in alcuni casi, per il bambino o l'adolescente questa potrebbe contribuire a chiarire le cose. Se si sceglie di farlo, si dovrebbe aver cura di portare l'attenzione del paziente su un contenuto immediato delle verbalizzazioni o di un'azione (Mazet e Houzel, 1999): un paradosso, una coincidenza, un possibile contenuto affettivo o una mancanza che salta agli occhi (un dato personaggio che non compare, un'azione ovvia che viene omessa). Occorre esercitare molta cautela: il tipo di interpretazione che ci si può permettere di proporre nel corso di un colloquio ambulatoriale è ben diverso da quanto avviene in una psicoterapia psicodinamica, dove si offre la traduzione diretta di una possibile rappresentazione simbolica inconscia. Nel colloquio ambulatoriale al massimo si può attirare l'attenzione su aspetti eclatanti, evidenti, concretamente presenti nella comunicazione o nel gioco; aspetti che il paziente può riconoscere e comprendere immediatamente (Lewis, 1996).

5.7   Test e strumenti standardizzati nella consultazione ambulatoriale

I test standardizzati sono gli strumenti di un approccio psicometrico alla diagnosi, che si fonda sulla misurazione di singole funzioni, tratti psicologici, sintomi e sull'analisi statistica dei dati raccolti. Dalla somministrazione dei test emergono punteggi che in sostanza confrontano la prestazione del soggetto con quella di una popolazione di riferimento comparabile per età e per altri fattori.

Per essere utile e utilizzabile un test/strumento standardizzato deve essere sensibile e specifico: deve misurare ciò che dice di voler misurare; non deve rilevare altre cose; deve essere abbastanza affidabile ed efficace (non devono sfuggire casi positivi, ma non devono neanche essere rilevate situazioni che non rispondono ai criteri); deve essere passato da una fase di validazione che ne assicura queste caratteristiche. Bisogna decidere con cura, in base agli obiettivi che si hanno (ricerca, e di che tipo; o clinica, e di che tipo): (a) se sottoporre il paziente a un test o strumento di questo genere ha una vera utilità; e (b) se in effetti è così, quale test scegliere.

I dati psicometrici (ottenuti dalla somministrazione di strumenti e test) hanno un posto essenziale nei protocolli di ricerca (Bostic e King, 2007; Eminson, 2005), specie quella che si basa su paradigmi di riproducibilità scientifica. In clinica invece, test e strumenti dovrebbero avere un'utilità per la formulazione della diagnosi, per seguire l'evoluzione nel tempo dei sintomi o l'efficacia di una terapia. Essenzialmente, i test nascono dalla necessità di ottenere delle misurazioni quantitative e, per quanto possibile, oggettive di particolari caratteristiche e costrutti (specifiche competenze, funzioni neuropsicologiche, sintomi ecc.). Vanno quindi a misurare quantitativamente una determinata cosa; in clinica, perciò, possono senz'altro avere una loro utilità, ma solo se integrati in una procedura ragionata e applicati in maniera mirata. Ha senso partire da un'ipotesi clinica e usare test e strumenti in un secondo momento per confermarla o no; i dati di un test vengono così integrati in un quadro generale. Non ha senso proporre la somministrazione di test sistematicamente, più o meno alla cieca; si rischia solo di annegare in un'alluvione di dettagli. In questo, test e strumenti standardizzati sono comparabili agli esami strumentali nella medicina somatica.

In una consultazione ambulatoriale, in particolare, può essere utile impiegare test e strumenti standardizzati? Gli obiettivi di una consultazione ambulatoriale sono stati ampiamente descritti: ottenere in tempi brevi un quadro delle difficoltà attuali e ipotesi diagnostiche solide, in modo da fare invii mirati per approfondimenti (che potrebbero includere l'uso di test) o terapia. In questa fase della procedura diagnostica la concretezza di un dato quantitativo o di un profilo molto dettagliato, non è essenziale nella maggior parte dei casi; il tempo necessario alla somministrazione, il costo del materiale (e altri svantaggi, come la formazione necessaria per somministrare alcuni test) non appaiono in genere giustificati, ma piuttosto appartengono a un livello clinico successivo (Lewis, 1996).

Talora però l'uso di test/strumenti standardizzati può essere utile e giustificato anche nel contesto di una consultazione ambulatoriale. Se durante la consultazione si arriva a un'ipotesi diagnostica chiara e univoca, con solide basi, e manca solo una prova formale per darle la certezza (relativa) di diagnosi (per esempio un livello cognitivo fatto con strumento standardizzato nel caso di un'ipotesi di ritardo mentale) si può scegliere di somministrare un test mirato – ammesso che si abbia a disposizione il materiale – nel corso della consultazione, invece di inviare il paziente altrove o per farlo tornare per una valutazione; la consultazione ambulatoriale diventa diagnostica e si procede subito all'invio per terapia/riabilitazione. Anche nel caso si stia comunque pensando a un invio per approfondimenti, quando al clinico sembra indispensabile la somministrazione di uno strumento per avere più chiarezza nella sua ipotesi, un tale uso giustificato e ragionato è perfettamente lecito.

Questo vale se si tratta di una, due prove standardizzate mirate, relativamente semplici, per le quali si ha il materiale e che si sanno somministrare; quando le risorse sono poche, tale maniera di procedere (somministrare da sè il test durante la consultazione) può diventare persino essenziale. Due esempi di test standardizzati utili già in fase di consultazione ambulatoriale, se disponibili: Matrici di Raven (una prova non verbale per valutare il livello cognitivo; Raven et al., 1993); e le Prove MT lettura-comprensione (Cornoldi e Colpo, 2011). Se invece il caso è complesso, l'ipo-

5

tesi diagnostica ancora incerta, se sembra comunque necessaria un'intera batteria di strumenti per valutare diversi aspetti del caso, allora sembra più indicato programmare degli approfondimenti, che potranno anche costituire le basi di un eventuale intervento terapeutico/riabilitativo.

Bibliografia

AACAP - American Academy of Child and Adolescent Psychiatry (1997) Practice parameter for the psychiatric assessment of children and adolescents. J Am Acad Child Adolesc Psychiatry 36(suppl):4s-20s

AACAP American Academy of Child and Adolescent Psychiatry (1998) Practice Parameters for the assessment and treatment of children and adolescent with language and learning disorders. J Am Acad Child Adolesc Psychiatry 37(suppl):46s-62s

Ajuraguerra de J (1980) Manuel de psychiarie de l'enfant. Masson, Paris

Benedetti P (1988) Neurologia dell'età evolutiva; compendio clinico. Il Pensiero Scientifico, Roma

Berger L (1980) The Winnicott squiggle game: a vehicle for communicating with the school-aged child. Pediatrics 66:921-924

Bernabei P, Levi G, Musatti L (1982) Disturbi specifici di apprendimento: dalla disfunzione neuropsicologica alla integrazione psicopatologica. I Care 7:106-112

Bernabei P, Gicca Palli F, Sogos C, Levi G (1997) Suicidio e idee di suicidio in età scolare. Psichiatria dell'Infanzia e dell'Adolescenza 64:283-289

Bishop DVM (1983) The test for reception of grammar. Age and cognitive performance. Research Centre University of Manchester, Manchester

Bishop DVM (1997) Uncommon understanding: development and disorders of language comprehension in children. Psychology Press/Erlbau, Taylor & Francis

Bishop DVM, Adams C (1990) A prospective study of the relatioship between Specific Language Impairment, phonological disorders and reading retardation. Journal of Child Psychology and psychiatry 31:1027-1050

Bollea G (1980) Compendio di neuropsichiatria infantile. Borla, Roma

Bostic JQ, King RA (2007) Clinical assessment of children and adolescents: content and structure. In: Martin A, Volkmar F, Lewis M (eds) Lewis's child and adolescent psychiatry - A comprehensive textbook. Lippincott Williams & Wilkins, Baltimore, pp. 323-344

Braconnier A (2002) La consultation thérapeutique en adolescence. Cours de psychopathologie de l'adolescent, année 2002-2003. Appunti personali

Calderoni D, Meledandri G, Levi G (1994) Il suicidio in età evolutiva. Il bambino incompiuto 6:21-31

Capozzi F, Musatti L (1994) I "cattivi lettori". In: Tiraboschi MT (ed) La cornacchia ladra: guida per insegnanti al testo di facile lettura. Tecnodid, Napoli pp. 49-65

Capozzi F, Penge R, Ivancich Biaggini V (2008) Disabilità cognitive e rappresentazione mentale: proposte per un possibile modello funzionale. Psichiatria dell'Infanzia e dell'Adolescenza 74:127-135

Cornoldi C (2007) Difficoltà e disturbi dell'apprendimento. Il Mulino, Bologna

Cornoldi C, Colpo G (2011) Prove di lettura MT-2 per la scuola primaria. Giunti OS, Firenze

Cox A, Rutter M (1985) Diagnostic appraisal and interviewing. In: Rutter M, Hersov L (eds) Child and adolescent psychiatry: modern approaches, 2nd edn. Blackwell Scientific Publications, Boston, pp 233-248

DeLoache J (1989) The development of representation in young children. Advances in child development and behavior 22,iii-xii:1-320

Devescovi A, Caselli MC (2001) Una prova di ripetizione di frasi per la valutazione del primo sviluppo grammaticale. Psicologia clinica dello sviluppo 3:341-364

Devlin A (2003) Paediatric neurological examination. Advances in Psychiatric Treatment 9;125-134

Di Leo JH (1970) Children's drawings as diagnostic aids. Brunner/Mazel, New York

Dunn L, Dunn LM (1981) PPVT Peabody Picture Vocabulary Test-Revised, American Guidance Services. Versione italiana a cura di Stella G (2000) Omega Edizioni

Ellis EM, Thal D (2008) Early language delay and risk for language impairment. Perspecives on language, learning and education 15,3:89-126

Eminson M (2005) Assessment in child and adolescent psychiatry. In: Gowers SG (ed) Seminars in child and adolescent psychiatry. Royal College of Psychiatrists, London

Fabrizi A, Diomede L, La Barba A, Maccalini R (1991a) Genesi e sviluppo della capacità narrativa: uno studio trasversale in età prescolare. Psichiatria dell'infanzia e dell'adolescenza 58:467-482

Fabrizi A, Sechi E, Levi G (1991b) I problemi del linguaggio. In Cornoldi C (ed) I disturbi dell'apprendimento. il Mulino, Bologna, pp 189-213

Fog F, Fog M (1963) Cerebral inhibition examined by associated movements. In: Box M, Mac Keith R (eds) Minimal cerebral disfunction. Clinics in Developmental Medicine n 10. Heinemann Medical, London

Goodyer I (1995) The depressed child and adolescent: developmental and clinical perspectives. Cambridge University Press, Cambridge

Gould MS, Greenberg T, Velting DM, Shaffer D. (2003) Youth suicide risk and preventive interventions: a review of the past 10 years. J Am Acad Child Adolesc Psychiatry 42:386-405

Greenspan SI, Thorndike Greenspan N (2003) The clinical interview of the child, 3rd edn. American Psychiatric Publishing Inc, Washington

Gruppo di Lavoro Regionale Emergenza Psichiatrica in Età Evolutiva - Regione Lazio (2009) Rapporto strategico per gli interventi sanitari e la gestione delle emergenze psichiatriche in età evolutiva nella Regione Lazio. Regione Lazio

Guidetti V (2005) Fondamenti di neuropsichiatria dell'infanzia e dell'adolescenza. Il Mulino, Bologna

Ivancich Biaggini V (2004) Il funzionamento cognitivo borderline in età evolutiva: un rischio sottovalutato? Psicologia Clinica dello Sviluppo 7:25-41

Ivancich Biaggini V (2006) Deficit nei processi di rappresentazione mentale e di meta-rappresentazione nelle disabilità cognitive lievi in età evolutiva, PADIS - Pubblicazioni Aperte Digitali Interateneo Sapienza, Roma. http://padis.uniroma1.it/

Ivancich Biaggini V, Brandoni C, Fulvo F (2004) Profili neuropsicologici nel funzionamento cognitivo borderline in età pre-scolare: analisi di due casi clinici. Psichiatria dell'Infanzia e dell'Adolescenza 71:541-550

Karmiloff-Smith A (1990) Constraints on representational change: evidence from children's drawing. Cognition 34:57-83

Karmiloff-Smith A (1995) Beyond modularity: a developmental perspective on cognitive science. MIT Press/Bradford Books, Cambridge

King RA, Noshpitz JD (1991) Pathways of growth: essentials of child psychiatry. Wiley, New York

Leonard, LB, Sabbadini L (1995) Bambini con disturbo specifico del linguaggio. In Sabbadini G (ed) Manuale di neuropsicologia dell'età evolutiva. Zanichelli, Bologna, pp. 357-379

Levi G (1974) Preparazione di materiale per l'analisi dei disturbi di linguaggio in età evolutiva. Neuropsichiatria Infantile 53,60:151-152

Levi G (1977) Epidemiologia e patogenesi dei disturbi specifici del linguaggio. Neuropsichiatria Infantile. 192/193:669-689

Levi G (1992) Dislessie e disturbi di lettura. Rivista di Informatica Telematica e Scuola 1:46-50

Levi G (1994) Depressione in età evolutiva. In: Vella G, Siracusano A (eds) La depressione. Il Pensiero Scientifico, Roma

Levi G (1995) Prognosi e diagnosi di sviluppo in neuropsicologia dell'età evolutiva. In: Sabbadini G (ed) Manuale di neuropsicologia dell'età evolutiva. Zanichelli, Bologna

Levi G (1997) Lezioni di neuropsichiatria infantile, facoltà di Medicina e Chirurgia, Università di Roma I "La Sapienza", anno accademico 1996-1997. Appunti personali non pubblicati

Levi G, Parisi M (1973) Prestazioni sintattiche e prestazioni intellettive: applicazione di un test di ripetizione frasi. Neuropsichiatria infantile 49:485-502

Levi G, Musatti T (1978) Phonemic synthesis in poor readers. Br J Disord Commun 13:65-74

Levi G, Camillo C, Penge R (1987) Dalla rappresentazione mentale alla rappresentazione grafica: il disegno delle forbici dai 4 agli 8 anni. Riabilitazione e Apprendimento 7:317-325

Levi G, Capozzi F, Fabrizi A, Sechi E (1982) Language disorders and prognosis for reading disabilities in developmental age. Perceptual and Motor Skills 54:119-122

Levi G, Musatti L, Piredda ML, Sechi E (1984) Cognitive and linguistic strategies in children with reading disabilities in an oral story-telling test. J Learn Disabil 17:406-410

Lewis M (1996) Psychiatric assessment of infants, children and adolescents. In: Lewis M (ed) Child and adolescent psychiatry: a comprehensive textbook. Williams & Wilkins, Baltimore

Marcelli D, Braconnier A (2008) Adolescence et psychopathologie. Masson, Paris

Mayes L (1996) Infant assessment. In: Lewis M (ed) Child and adolescent psychiatry: a comprehensive textbook. Williams & Wilkins, Baltimore, pp 430-440

Mazet P, Houzel D (1999) Psychiatrie de l'enfant et de l'adolescent. Maloine, Paris

Mazzoncini B, Freda MF, Cannarsa C, Sordellini A (1996) Prevenzione dei disturbi specifici di apprendimento nella scuola materna: ipotesi per una batteria di screening. Psichiatria dell'Infanzia e dell'Adolescenza 63:227-245

Monniello G, Ivancich Biaggini V (2004) Révision critique des aspects dépressifs du syndrome borderline à l'adolescence: Etats limites et troubles de la personnalité: théorie, clinique, recherches. Perspectives Psychiatriques 43:296-309, EDK, Paris

Musatti L, Capozzi F (1994) La comprensione della lettura: difficoltà cognitive e difficoltà linguistiche. In: Tiraboschi MT (ed) La cornacchia ladra: guida per insegnanti al testo di facile lettura. Tecnodid, Napoli, pp.65-80

Parten M (1932) Social participation among preschool children. Journal of Abnormal and Social Psychology 28:136-147

Penge R (2010) I disturbi specifici di apprendimento. In: Vicari S, Caselli MC (eds) Neuropsicologia dello sviluppo. Il Mulino, Bologna

Piaget J (1967) Lo sviluppo mentale del bambino e altri studi di psicologia. Einaudi, Torino

Piredda L, Penge R, Miraglia D et al (2002) Difficoltà di costruzione di un testo scritto nei bambini con disturbo specifico di apprendimento. Psichiatria dell'infanzia e dell'Adolescenza 69:369-370

Raven J C, Court JH, Raven, JC (1993) Manual for Raven's progressive matrices and vocabulary scales – Section 1: general overview. Oxford Psychologists Press, Oxford

Ratti MT (1991) Lo sviluppo prassico. In: Dentici OA (ed) Il pensiero in erba: ricerche sullo sviluppo dai 5 ai 7 anni. Franco Angeli, Milano, pp. 21-57

Russo RC (2000) Diagnosi e terapia psicomotoria. Casa Editrice Ambrosiana, Milano

Sabbadini G (1995) Manuale di neuropsicologia dell'età evolutiva. Zanichelli, Bologna

Sabbadini L (2005) La disprassia in età evolutiva: criteri di valutazione e intervento. Springer, Milano

Sechi E, Capozzi F (1992) Ritardo di lettura e ritardo specifico di lettura: due diversi profili di disturbo di lettura-scrittura. Psichiatria dell'Infanzia e dell'Adolescenza 59:535-543

Sechi E, Capozzi F (1995) Le difficoltà di sviluppo motorio-prassico. Disturbo prassico o deficit cognitivo? In: Contardi A, Vicari S (eds) Le persone Down. Aspetti neuropsicologici, educativi, sociali. Franco Angeli, Milano

Seganti A (1995) La memoria sensoriale delle relazioni: ipotesi verificabili di psicoterapia psicoanalitica. Bollati Boringhieri, Torino

Singer JL (1996) Cognitive and affective implications of imaginative play in childhood. In: Lewis M (ed) Child and adolescent psychiatry: a comprehensive textbook. Williams & Wilkins, Baltimore, pp. 202-212

SINPIA - Società Italiana di Neuropsichiatria Infantile (2005) Linee guida per i disturbi di apprendimento - Parte I: i disturbi specifici di apprendimento. http://www.sinpia.eu/lineeguida/index/get/last

SINPIA - Società Italiana di Neuropsichiatria Infantile (2007) Linee guida sugli abusi in età evolutiva: procedure operative. http://www.sinpia.eu/lineeguida/index/get/last

Thomas LE (2003) Special issue on emergency in child psychiatry. Child Adolesc Psychiatric Clin N Am 12

Vender C, Borgia R, Cumer Bruno S, Freo P, Zardini G (1981) Un test di ripetizione di frasi. Analisi delle performances di bambini normali. Neuropsichiatria Infantile 243:819–831

Yates T (1996) Theories of cognitive development. In: Lewis M (ed) Child and adolescent psychiatry: a comprehensive textbook. Williams & Wilkins, Baltimore

WHO Multicentre Growth Reference Study Group (2006) WHO Motor Development Study: windows of achievement for six gross motor development milestones. Acta Paediatrica Supplement 450:86-95

Wijndhoven TMA, de Onis M, Onyango AW et al (2004) World Health Organization Multicenter Growth Reference Study Group. Assessment of gross motor development in the Multicenter Growth Reference Study. Food and Nutrition Bulletin 25(suppl 1):s37-s45

Winnicott DW (1958) Symptom tolerance in paediatrics. Collected papers: through paediatrics to psycho-analysis. Tavistock, London, pp. 101-118

Winnicott DW (1971) Therapeutic consultations in child psychiatry. Hogarth Press, London, Inst. of Psichoanalysis, Basic Books, New York

Sintesi, formulazione diagnostica, restituzione

6

6.1 Introduzione

La consultazione ambulatoriale è giunta all'epilogo. Il primo incontro, la raccolta anamnestica, i colloqui con il paziente, con i genitori, con altre figure, hanno permesso al medico di raccogliere, attraverso varie metodiche, i dati e le informazioni necessari per tracciare un quadro della situazione personale e clinica e familiare del paziente.

Di questi dati occorrerà per prima cosa fare una sintesi. Questa dovrebbe essere strutturata seguendo dei principi mentali che organizzino la massa di informazioni in un insieme coerente direttamente utilizzabile ai fini clinici. La sintesi, in effetti, dovrebbe essere una sinossi della consultazione così come si è svolta, e comprendere una descrizione breve e concisa di tutti gli aspetti importanti del caso in esame. La sua stesura porta il medico a riesaminare gli elementi della consultazione, per estrarne i dati rilevanti ed esporli secondo uno schema riassuntivo organizzato.

La stesura della sintesi è il primo passo verso l'espressione di un orientamento diagnostico, anche detto, seguendo la terminologia anglosassone, formulazione diagnostica. Si tratta di un concetto che va al di là di una semplice diagnosi nosografica: mentre la sintesi riassume i fatti, l'orientamento diagnostico è una formulazione conclusiva, ma argomentata, che esprime, essenzialmente, la valutazione del medico sul caso in esame.

L'orientamento diagnostico/formulazione diagnostica costituisce la base del colloquio di restituzione. Durante questo colloquio, adattando termini, modalità e contenuti agli interlocutori e alle circostanze (età del paziente, natura del problema, certezza della diagnosi, situazione familiare ecc.), il medico comunica al paziente e ai genitori l'esito della consultazione, informandoli di quanto è emerso sulla natura del problema per cui sono venuti, su una eventuale diagnosi e dando loro le indicazioni che ne conseguono; nella misura del possibile, il colloquio permette anche di rispondere ai dubbi di genitori e paziente con spiegazioni appropriate.

In molti casi la consultazione ambulatoriale è il primo passo di un percorso clinico più lungo che può comprendere richieste di approfondimenti, invii in terapia o counselling o riabilitazione, spesso con entrata in scena di altri interlocutori clinici, che possono mantenere o no un contatto a scopo di feedback con il medico che ha effettuato la consultazione iniziale. In realtà ogni distinzione tra fase diagnostica e

V. Ivancich, *L'ambulatorio in psichiatria dell'età evolutiva*,
DOI: 10.1007/978-88-470-2703-9_6, © Springer-Verlag Italia 2012

fase di terapia è un po' artificiosa, la separazione tra le due cose non è mai netta; il percorso terapeutico, almeno potenzialmente, inizia già dalla prima visita. Di fatto in alcune situazioni la consultazione ambulatoriale può rivelarsi di per sé risolutiva, costituendo così una forma di terapia breve autocontenuta. Per numerosi pazienti e le loro famiglie, d'altra parte, la consultazione ambulatoriale potrebbe essere l'unica occasione di contatto con un servizio specialistico di salute mentale in età evolutiva; la sua potenzialità terapeutica va quindi tenuta sempre presente, per non buttare via tale occasione.

6.2   Sintesi e formulazione diagnostica

Nelle varie fasi della consultazione ambulatoriale (prima visita, raccolta anamnestica, colloqui con il paziente, con i genitori, con altre figure) son stati raccolti dati e informazioni; il medico, attraverso comunicazioni spontanee, domande mirate, osservando e rilevando comportamenti verbali e non verbali, e valutando alcuni elementi tramite prove specifiche, dovrebbe aver raccolto i dati necessari al lavoro di formulazione diagnostica. In realtà, questa idea, secondo cui viene quasi passivamente accumulata una massa indistinta di informazioni che verrà successivamente elaborata, è inesatta: durante la consultazione i dati e le informazioni vengono raccolti attivamente dal medico che segue una logica fondata sulle sue conoscenze e sul suo senso clinico. Tuttavia, è pur sempre vero che, alla fine di una consultazione ambulatoriale, il medico si trova di fronte a una gran quantità di dati e informazioni di ogni genere, alcuni rilevanti ai fini della comprensione del quadro clinico, altri meno. La stesura della sintesi porta il medico a riesaminare gli elementi della consultazione, per estrarne i dati rilevanti ed esporli secondo uno schema riassuntivo organizzato (Kuruvilla e Kuruvilla, 2010); la consultazione viene riassunta in un resoconto conciso e maneggevole. La stesura della sintesi è quindi in un certo senso la conclusione di un procedimento mentale che inizia sin dalla prima visita; i dati significativi, elaborati e ordinati seguendo dei principi organizzanti, vengono espressi in forma scritta; ne risulta una descrizione concisa, fenomenologica, dei dati rilevanti effettivamente emersi durante la consultazione (Sims e Curran, 2001). La sintesi costituisce la base su cui verrà costruita la formulazione diagnostica/orientamento diagnostico.

6.2.1   Principi organizzanti per una sintesi dei dati

Essenzialmente in psichiatria dell'età evolutiva è indispensabile (e invitabile) ragionare su vari piani di lettura e di analisi, in qualche modo corrispondenti a dei livelli costitutivi dell'individuo, strettamente interdipendenti. Schematicamente, per la pratica ambulatoriale, se ne possono individuare tre:
- piano cognitivo-neuropsicologico, con una forte connotazione evolutiva (è la diagnosi di sviluppo citata nel Capitolo 1); corrisponde più o meno al *develop-*

mental status degli autori anglosassoni; comprende le diverse competenze e funzioni neuropsicologiche e il funzionamento cognitivo globale;

- piano emotivo-affettivo o della psicopatologia: corrisponde alla vita psichica del paziente, al suo mondo interno;
- piano familiare/scolastico/ambientale: il mondo esterno.

A questi livelli eventualmente occorrerà farne precedere un altro: quello puramente somatico di eventuali problemi o patologie fisiche, inclusi eventuali rilievi neurologici.

La sintesi dovrebbe comprendere una descrizione di quanto è emerso di significativo, durante la consultazione ambulatoriale, secondo queste diverse prospettive; la forma che si sceglie di dargli non ha grande importanza, purché siano inclusi tutti gli elementi rilevanti; eventualmente, può esserci anche una sommaria descrizione delle procedure seguite (numero, successione e caratteristiche dei colloqui, per esempio), se questo comprende aspetti interessanti.

Sul piano cognitivo-neuropsicologico, il profilo di sviluppo, costituito dalla sintesi dei dati sullo sviluppo globale e settoriale del paziente (le diverse aree di competenza), fornisce un utile quadro di riferimento, formulando in maniera concisa e immediatamente leggibile lo status evolutivo del paziente sui vari assi di sviluppo; la costruzione di un profilo di sviluppo è stata descritta in maggior dettaglio nei Capitoli 1 (paragrafo 1.2.3) e 5 (paragrafo 5.3), e ne viene presentato un esempio nella Tabella 6.1.

L'esame psichiatrico e la valutazione psicopatologica (Capitolo 5, paragrafo 5.4) permettono di costituire un'immagine del mondo interiore del paziente: emozioni, affettività, immaginazione, fantasie, conflitti e quanto in tutto questo può esservi di alterato in senso patologico. Un modo di riassumere i dati e di rappresentarseli mentalmente può essere dato dalla classica scaletta dell'esame psichiatrico (Tabella 6.2), adattandola all'età evolutiva e usandola per intero o in alcune delle sue parti. È solo un esempio tra i tanti schemi possibili. L'essenziale è di avere una rappresentazione chiara e sintetica della maniera in cui è strutturato il mondo interno del paziente, che esprima il modo in cui funziona abitualmente nella vita di tutti i giorni; e inoltre metta in evidenza segni e sintomi di ordine psicopatologico; il tutto, naturalmente, tenendo conto delle variabili evolutive e dell'età del paziente. Non è un elenco che è necessario seguire esattamente né sono elementi che, nel corso di un colloquio, si presenteranno all'osservazione in ordine, uno per uno. La scaletta qui presentata, come anche le altre possibili griglie di lettura, andrebbe considerata come un promemoria degli aspetti chiave da esplorare nel corso dei colloqui: alcuni possono essere già stati chiariti dall'anamnesi, alcuni possono emergere spontaneamente, altri richiederanno specifiche sollecitazioni, domande o prove. Ma soprattutto, al termine della consultazione, la scaletta costituisce una griglia per l'opera di recupero, elaborazione e sintesi, quando si devono raggruppare impressioni, dati e osservazioni di ordine psicopatologico, emersi dalla consultazione ambulatoriale, in una forma logica e rappresentativa ai fini del ragionamento clinico.

Infine, occorre aver tracciato un quadro della situazione familiare, e ambientale in senso lato, in cui è cresciuto e in cui vive il paziente, e rilevare quei fattori che, da una parte, possono avere inciso sulle sue difficoltà e, dall'altra, possono influenzare la futura presa in carico, per esempio la compliance a un'indicazione di terapia. Questo include eventuali fattori culturali e socioeconomici.

6

Tabella 6.1 Esempio di semplice profilo neuropsicologico-cognitivo

Età cronologica		Prova/attività osservata	Livello di sviluppo (approssimativo)
4 anni e mezzo	Livello motorio	Bicicletta: in equilibrio senza rotelle, pedala bene; agile, ben coordinato	5-6 anni
	Livello prassico	15+ cubi ok. Ritaglia quadrato; allaccia scarpe (nodo + fiocco). Sbottona vestiti	5 anni (6 per alcune prove)
	Grafismo	Ok fino a livello 5 anni (croce S. Andrea); disegno cognitivo di qualità grafica compatibile con l'età cronologica; non inserisce il nesso meccanico	4,6-5 anni
	Comprensione verbale	Racconto visivo (difficoltà) Ordini in sequenza	3,6 anni
	Produzione verbale	Produzione spontanea, racconto visivo	4 anni
Livello cognitivo globale (stima e osservazioni)		Bambino con un buon livello di competenze motorie. La motricità generale è quella di un bambino più grande, mentre sul piano prassico il funzionamento è adeguato all'età cronologica. Le competenze verbali appaiono compromesse, specialmente sul piano della comprensione verbale. La produzione verbale è più adeguata. Il livello cognitivo generale è probabilmente nella norma, ma con profilo non armonico. La caduta in comprensione verbale è un elemento di rischio e non va sottovalutata	

Tabella 6.2 Un semplice schema di esame psichiatrico

- Aspetto fisico, prime impressioni (in poche parole)
- Reazioni del paziente al momento della separazione dai genitori
- Modalità di relazione con il medico
- Pensiero, affettività, tono dell'umore
- Immaginazione, sentimenti, conflitti
- Relazionalità, socializzazione
- Comportamento pulsionale, difese
- Capacità di giudizio, capacità introspettiva
- Autostima
- Capacità adattive, caratteristiche positive, aree di buon funzionamento, aree di autonomia

Va associato al profilo neuropsicologico e a eventuali rilievi neurologici e somatici

Se si ragionasse solo sui dati neuropsicologici o solo sui dati psicopatologici, ne risulterebbe un'immagine incompleta e monodimensionale del paziente e delle sue difficoltà: per esempio, considerando solo il piano psicopatologico si arriverebbe forse a una diagnosi nosografica di una data patologia psichiatrica che, tuttavia, isolata dall'assetto evolutivo del paziente e da una descrizione del suo quadro familiare, perde

molto significato, recide in buona parte ogni possibilità di fare ipotesi eziopatogene-
tiche e rischia di tralasciare possibili strategie di intervento. Seguendo un ragionamento su più piani, invece, l'immagine si definisce e acquista spessore. Occorre visualiz-
zare i tre piani nella loro sovrapposizione e interazione, immaginando uno schema di
incrocio a tre vie, in cui i livelli di raccolta e analisi dati (profilo di sviluppo, affetti-
vità-emozioni, famiglia e ambiente), intersecandosi, danno un'immagine a più dimensioni del paziente e del suo problema o disturbo; l'esempio sopra riportato diven-
terebbe: dati sintomi di ordine psicopatologico, in un bambino con un profilo neuropsicologico ed evolutivo da cui emergono determinati punti significativi, e con una
famiglia che ha tali caratteristiche possibilmente rilevanti per il caso in esame.

Questa immagine è il primo passo verso ciò che per mancanza di termini migliori chiameremo formulazione diagnostica.

6.2.2   La formulazione diagnostica (orientamento diagnostico)

Il prodotto conclusivo del lavoro di organizzazione e sintesi di quanto raccolto nel corso della consultazione è la formulazione diagnostica, concetto simile e in parte sovrapponibile a ciò che in Italia è talora chiamato orientamento diagnostico. Mentre la sintesi vuole essere una descrizione breve e concisa della consultazione, che ne mette in
evidenza tutti gli aspetti significativi, il concetto di formulazione diagnostica è più articolato, perché comprende essenzialmente l'idea di un'elaborazione: la sintesi è un
riassunto dei dati rilevanti, mentre la formulazione diagnostica presenta l'analisi e l'interpretazione di questi dati, fatte dal medico, e le conclusioni che ne decorrono, in una
forma argomentata ed eventualmente condivisibile con altri colleghi.

La formulazione diagnostica si può definire un conciso resoconto del caso in esame, che passa in rassegna gli elementi essenziali emersi dalla consultazione, descrive le deduzioni che se ne possono trarre – in particolare in termini di diagnosi – espone eventuali diagnosi alternative e le prove a sostegno delle diverse ipotesi, e fornisce indicazioni per la presa in carico. Dovrebbe esprimere un parere conclusivo sul
caso in esame, saldamente fondato sui fatti emersi dalla consultazione e comprenden-
done in forma sintetica i principali elementi significativi; in questo modo diventa anche un mezzo per agevolare le comunicazioni tra colleghi (Lewis, 1996; Sims
e Curran, 2001).

La formulazione diagnostica è un elemento classico della psichiatria generale (Gelder et al., 2000; Kuruvilla e Kuruvilla, 2010). Per quanto ufficialmente in diversi Paesi le siano state preferite secche diagnosi nosografiche, mono- o pluridimensionali
(Mezzich, 2002; Benning e Broadhurst, 2007), la formulazione diagnostica è rima-
sta un aspetto importante del mestiere dello psichiatra e della sua formazione (per
l'area culturale anglosassone vedi la rassegna di Kuruvilla e Kuruvilla, 2010), ed è
stata da molti rivalutata (Mezzich, 2002; Tyrer, 2007) sia per l'uso clinico sia per la
. ricerca. La formulazione diagnostica, infatti, ha una flessibilità intrinseca e una struttura articolata che si adattano molto bene alla complessità della psichiatria e alle sue
incertezze, rendendola un mezzo di espressione ideale in questo campo e conservan-
done la sua caratteristica pluralità di informazioni.

6

Questo è vero a maggior ragione nella psichiatria dell'età evolutiva, disciplina il cui grado di complessità viene aumentato dal fattore sviluppo (Lewis, 1996; Rutter, 2011). La formulazione diagnostica viene infatti descritta in dettaglio in varie pubblicazioni, per esempio in due recenti riedizioni di reputati manuali di psichiatria dell'età evolutiva (Henderson e Martin, 2007; Rutter e Taylor, 2011).

In questo campo, la definizione è sovrapponibile a quanto già esposto: essenzialmente, la formulazione diagnostica deve contenere una sinossi della consultazione con tutti gli elementi significativi, proporre la o le conseguenti ipotesi diagnostiche con prove a sostegno, ed esporre le possibili scelte per la presa in carico.

Per quanto la formulazione debba mantenere un carattere di brevità e concisione, l'esatta lunghezza e la forma che prende possono variare in funzione di diversi fattori. Dovrebbero tuttavia essere esposti chiaramente gli aspetti importanti e significativi che hanno portato alle deduzioni e alle decisioni del medico, e spiegato esplicitamente il procedimento logico seguito, in maniera chiara e sintetica; il tutto in termini comprensibili da qualsiasi medico (evitare per quanto possibile l'uso di termini iperspecialistici/gergo della disciplina).

Una formulazione diagnostica dovrebbe comprendere alcuni elementi fondamentali (Tabella 6.3):

1. una parte introduttiva, in poche righe (due o tre frasi) in cui viene presentato il paziente, l'ambiente in cui vive e il problema per cui è stata richiesta la consultazione, e dove si presenta una sinossi degli elementi emersi in visita, inclusi eventuali dati anamnestici significativi. Questa parte introduttiva deriva dalla sintesi descritta nel paragrafo 6.1.1;

2. la probabile diagnosi (o le diagnosi se, come spesso accade, vi è una comorbilità), con una serie di possibili alternative (se ce ne sono) accompagnate da una discussione che mette in luce gli elementi a favore e contro le diverse ipotesi. Le ipotesi diagnostiche che vengono avanzate, in altre parole, devono essere giustificate dai fatti emersi in consultazione (segni, sintomi, ecc.). Se la diagnosi è certa lo si dice (spiegando anche perché); se ci può essere un dubbio, esporre le alter-

Tabella 6.3 Struttura della formulazione diagnostica

Punto	Contiene
1. Introduzione e sintesi della consultazione	Presentazione del paziente e del problema per cui è venuto
2. Diagnosi	Dati emersi durante la consultazione, significativi nel caso in esame ai fini del ragionamento clinico
3. Ipotesi eziologiche e patogenetiche	Una o più ipotesi diagnostiche argomentate (diagnosi, come ci si è arrivati, sulla base di quali elementi rilevati in visita)
4. Presa in carico	Descrivere il progetto di presa in carico ritenuto più indicato per il paziente; giustificando le varie decisioni (Su che basi si fonda tale o talaltra indicazione? Quali gli obiettivi?)
5. Prognosi	Include una rassegna di fattori protettivi e fattori di rischio e una stima del loro impatto sulla prognosi

native più probabili (non più di 3 o 4: non si chiede qui di dimostrare una conoscenza enciclopedica delle classificazioni nosografiche, ma di avanzare il proprio parere professionale e le prove che lo sostengono). Oltre alla diagnosi, indicare in che misura il disturbo (o i disturbi) incidono negativamente sulla vita del paziente;

3. eventualmente, un'esposizione dei fattori eziologici e dei meccanismi patogenetici ritenuti più importanti nella genesi del problema attuale (distinguendoli per esempio in: biologici, neuropsicologici, psicopatologici, familiari/socioculturali); se si include questa descrizione, deve basarsi su dati evidenziati dalla consultazione, non su speculazioni teoriche;

4. il progetto di presa in carico che si ritiene più indicato (e i motivi per cui si ritiene indicato); questo comprende eventuali invii per approfondimenti e ogni indicazione terapeutica o riabilitativa, a breve e lungo termine; così come comprende l'eventuale decisione di non fare nulla per il momento;

5. una prognosi orientativa, ovviamente motivata (per esempio, si espongono le caratteristiche positive della personalità del paziente, o del suo assetto neuropsicologico, che fanno supporre una buona risposta alla terapia).

Nella formulazione diagnostica, la diagnosi nosografica ha un suo ruolo, per quanto sia solo parziale. Infatti, mentre la diagnosi nosografica ha la sua importanza, da sola, non è sufficiente né si rivelerebbe adeguata, in particolare in psichiatria dell'età evolutiva, dove molte categorie diagnostiche hanno tuttora definizioni e confini incerti (Rutter, 2011; Zheng, 2011). Non è la sola presenza o meno di un dato disturbo a fornire al medico gli elementi su cui decidere un intervento o ipotizzare una prognosi; ma devono essere presi in considerazione molti altri elementi (Henderson e Martin, 2007; McCarthy et al., 2009) che quindi dovranno essere inclusi nella formulazione conclusiva.

Perciò la formulazione diagnostica in psichiatria dell'età evolutiva deve includere diverse prospettive che i sistemi di classificazione nosografica categoriale non prendono abitualmente in considerazione (se non secondariamente, in alcuni casi): il contesto evolutivo e neuropsicologico, i sintomi e quanto questi incidono sulla qualità di vita, le varie possibilità di intervento, le cause ipotizzabili. Soprattutto, dovrebbe mettere in evidenza quei fattori (intelligenza, carattere, capacità di compensazione, caratteristiche della famiglia ecc.) che influenzano l'espressività di un disturbo e la sua incidenza sulle varie aree di funzionamento, facendo sì che, per esempio, due bambini o ragazzi con la stessa diagnosi nosografica/categoriale possano essere molto diversi tra loro nel decorso e nella prognosi. La formulazione diagnostica deve essere un'espressione che evochi la realtà del disturbo, in *questo* bambino o ragazzo, in *questo* momento della sua storia personale. Rispetto all'eventuale diagnosi nosografica (non sempre esiste!) si tratta di una forma più ampia e completa che identifica tra l'altro le possibili cause, i fattori determinanti e le predisposizioni che hanno agito sulle difficoltà attuali del paziente. Sulla base di questi dati e usando la sua esperienza clinica il medico formula le indicazioni terapeutiche del caso.

Per la diagnosi "nosografica" generalmente si impiegano le varie linee guida ufficiali pubblicate da organismi internazionali (ICD-10; WHO, 2010) o da organizzazioni influenti (DSM-IV-TR; APA, 2000); è bene avere coscienza dei limiti di ta-

li categorizzazioni. Talora vengono impiegate forme diagnostiche che sono abitualmente usate, e perciò riconosciute, su scala nazionale.

Non sempre si può avanzare una diagnosi categoriale definita, né si deve farlo se
non vi sono elementi sufficienti; la formulazione diagnostica permette di proporre
più ipotesi e anche di mettere in evidenza, attraverso descrizioni fenomenologiche,
il disturbo e possibili cause e fattori scatenanti senza dover necessariamente incasel-
lare il paziente in una data categoria nosografica. La formulazione diagnostica può
avere un valore innanzitutto orientativo: in età evolutiva occorre senz'altro cautela
nell'attribuire etichette diagnostiche a quadri clinici che spesso si possono dimostrare mobili (Eminson, 2005). Tuttavia, è bene anche non cadere nell'eccesso opposto:
se è ragionevolmente possibile fare una o più ipotesi diagnostiche, rimanere nel vago non è utile a nessuno.

Nel ragionamento clinico sulle ipotesi di presa in carico occorre sempre, lo si ri-
pete, tenere presente il livello di funzionamento "adattivo" (parola orrenda, ma concetto utile): come funziona il paziente nel suo ambiente, confrontato ai compiti che
gli vengono richiesti in funzione della sua età, della tipologia della famiglia e del livello culturale. Se funziona ragionevolmente bene, la presenza di un problema o anche di un disturbo conclamato, non necessariamente deve portare a un invio immediato (o a un intervento) per terapia o riabilitazione (Henderson e Martin, 2007). Il
rischio, da confrontare ai benefici attesi dall'intervento, è la "medicalizzazione" di
una difficoltà che potrebbe essere transitoria. Esistono altre opzioni da tenere in considerazione: per esempio non fare nulla, seguire la cosa con controlli periodici, programmare interventi su altri piani (counselling educativo ai genitori o lavoro con la
scuola, per esempio).

Se i dati sono insufficienti e non si può avanzare una diagnosi, se sono necessari
ulteriori approfondimenti, è bene che il medico lo ammetta esplicitamente, a se stesso
per primo. Il procedimento e l'essenza della formulazione diagnostica non cambiano.

Arrivati in fondo alla formulazione diagnostica, il medico dovrebbe aver stabilito quali sono gli interventi più indicati per questo paziente; naturalmente, una cosa
è sapere quale sarebbe l'intervento ideale per questo bambino o ragazzo e un'altra è
quello che è possibile e realistico proporre in base alle risorse effettivamente presenti sul territorio, e alle possibilità e disposizioni della famiglia. Idealmente, la formulazione diagnostica contiene entrambi questi aspetti.

6.2.3   La stesura della sintesi e della formulazione diagnostica

Sintesi e formulazione diagnostica sono il distillato della consultazione, un riassunto di quanto è avvenuto di significativo durante gli incontri con il paziente e con i
genitori. Questi elementi vengono esposti in un certo ordine e servono da base per
un ragionamento che porta a delle ipotesi e a delle decisioni sulla presa in carico. La
formulazione diagnostica fa emergere gli elementi salienti, esplicita il ragionamento del medico e le deduzioni che ne derivano. Serve al medico come spazio dedicato all'elaborazione e alla riflessione: viene rivisto quello che è emerso dai colloqui,
analizzati i dati ed espresso pienamente un ragionamento clinico fino ad allora spes-

so solo embrionale, con prove a sostegno. La formulazione diagnostica ha inoltre un ruolo fondamentale nelle comunicazioni in ambito medico sul caso in esame.

La stesura della formulazione diagnostica è perciò un atto clinico quanto lo è un colloquio o una prima visita, ed è una competenza che è importante acquisire. Lo psichiatra dell'età evolutiva dovrebbe organizzarsi in modo da riservare del tempo specificamente a questo lavoro (Kuruvilla e Kuruvilla, 2010) che, ovviamente, è bene fare per iscritto: scrivere la sintesi e la formulazione diagnostica lascia nella cartella clinica una traccia concreta delle procedure e del ragionamento clinico, e quindi delle motivazioni per le ipotesi diagnostiche e le scelte di presa in carico. Effettuando sistematicamente alla fine di ogni consultazione la stesura della formulazione diagnostica, il medico mette a punto la metodica a lui più congeniale per questo lavoro, raffinando progressivamente le sue competenze; si tratta di un esercizio estremamente utile, soprattutto per lo specialista in formazione o nei primi anni di esercizio della professione.

Essenzialmente, il caso viene esposto come se si dovesse tenere una lezione e dimostrare quindi il ragionamento seguito, con completezza, chiarezza, ma anche con concisione.

Per la parte introduttiva e la sintesi della consultazione, si passa mentalmente in rassegna il percorso della consultazione, facendone passare tutti gli elementi attraverso un filtro strutturante, costituito per esempio dall'incrocio a tre vie sopra descritto. Vengono presi in considerazione, l'uno dopo l'altro, secondo i vari piani di analisi: l'aspetto del paziente e le prime impressioni, le motivazioni fornite, i dati salienti eventualmente emersi dall'anamnesi personale, familiare e patologica, e dalla storia evolutiva del paziente, e i dati salienti emersi dall'osservazione, colloqui, valutazioni, prove. Quali elementi danno un'indicazione del livello cognitivo, per esempio? Quali illustrano l'assetto evolutivo? Quali sembrano indicare un problema psicopatologico? E così via. All'atto pratico, verranno annotati per ogni livello di analisi i dati significativi rilevanti per l'inquadramento del caso in esame.

Successivamente, si formulano una o più ipotesi di diagnosi, motivandole sulla base dei dati messi in evidenza nella sintesi. A queste si possono aggiungere eventuali ipotesi circa fattori eziologici e meccanismi patogenetici, sempre fondate però su elementi concreti emersi durante la consultazione che devono essere come sopra descritti esplicitamente, così come dovrebbe essere sempre chiaro il ragionamento seguito. Questo comprende un aspetto evolutivo: oltre alla situazione attuale, si traccia almeno mentalmente la storia del paziente e del problema (come ci siamo arrivati, a questa situazione?), e si ipotizza l'evoluzione futura. Questo permette di orientare meglio l'eventuale intervento terapeutico, riabilitativo o altro.

Infine, si espone nella stessa maniera (chiarezza, concisione e basi concrete) quali interventi sembrano più indicati e come si intende proseguire la presa in carico; avanzando inoltre previsioni prognostiche, motivate da elementi (fattori di rischio e protettivi) rilevati durante la consultazione.

Un esempio: paziente di tot anni, portato per il tale motivo (quel che dicono loro + le prime impressioni del clinico). Famiglia, genitori (dati salienti); anamnesi di sviluppo (dati salienti); funzionamento generale (casa, scuola, sport, hobby...). Cosa emerge da prima visita, colloqui, sui diversi piani (neuropsicologico, psicopatologico, genitori-famiglia): problemi evolutivi/neuropsicologici, segni e sintomi (descrivere) (qui la griglia su tre piani). Tutto ciò mi permette di ipotizzare la tale diagnosi (per esempio: disturbo d'ansia in bambino con pregresso disturbo di linguaggio, mai trattato, in famiglia con genitori separati e grande instabilità materiale). Si ritiene indicato provare con tale intervento (per esempio: counselling comportamentale ai genitori, lavoro con la scuola); il bambino ha tali caratteristiche protettive (per esempio: buone relazioni con i coetanei, un rapporto solido con i nonni); perciò si prevede una risposta positiva. Programmato un appuntamento di controllo tra tot mesi; per rivedere la situazione ed eventualmente programmare altri interventi.

All'inizio ne risulterà probabilmente uno scritto eccessivamente lungo; piano piano si impara a selezionare, tra i dati disponibili, quelli che davvero contano ai fini di una sintesi breve, ma al tempo stesso completa e convincente (cioè che porti le prove a sostegno della tesi, per così dire, cioè della "diagnosi" che verrà proposta).

6.3   Il colloquio di restituzione

Una cosa sono i ragionamenti seguiti dal medico e la formulazione diagnostica, e un'altra cosa è ciò che verrà comunicato al paziente e ai suoi genitori, che sarà, per così dire, una versione "pubblicabile" della formulazione diagnostica (Eminson, 2005; Henderson e Martin, 2007). Le due cose possono in larga misura coincidere, ma sono due livelli diversi di comunicazione e vanno trattate come tali, soprattutto perché hanno interlocutori e scopi diversi: in un caso il solo medico o al massimo i suoi colleghi o altri operatori clinici (e l'obiettivo è di sintetizzare gli elementi di un ragionamento clinico); nell'altro, il paziente e i genitori (e deve servire a una comunicazione chiara che medii la transizione e avvii il processo di guarigione). Non si tratta qui di tacere informazioni, ma di comunicare al paziente e ai suoi genitori le informazioni che possono comprendere e che gli possono davvero servire, nella maniera e nei termini più adatti, e a loro più utili (Lewis, 1996).

Il colloquio di restituzione è indispensabile: deve esserci un momento di esplicita conclusione della consultazione ambulatoriale. È importante per il medico, cui offre un punto fermo per tirare le fila del suo ragionamento clinico e dei procedimenti che ha seguito; ed è fondamentale per il paziente e per la famiglia. Nel corso della consultazione, hanno sviluppato aspettative cui bisogna dare una risposta; paziente e genitori hanno in vari momenti abbassato la guardia, riducendo le abituali difese e rivelando aspetti di sé normalmente nascosti (per esempio avvenimenti del passato) che invariabilmente suscitano forti emozioni. Non offrire un colloquio di restituzione, limitandosi per esempio a un frettoloso invio per approfondimenti, non è sufficiente e, se non dovuto a gravi motivi, è semplicemente inaccettabile.

Cosa andrebbe comunicato nel corso di un colloquio di restituzione, e come? Iniziando dal come, in linea generale, è bene attenersi ai principi già più volte raccomandati per altre forme di incontri e colloqui, cioè:

- adattare la comunicazione agli interlocutori (età, formazione, origini e ambiente socioculturale) e al contesto;

- limitare o eliminare l'uso di termini tecnici, espressioni complesse e gergo professionale;
- discorso essenziale, chiaro e, per quanto possibile, breve.

I contenuti essenzialmente dovrebbero concentrarsi su:

- un sommario della consultazione, passando brevemente in rassegna cosa è stato fatto concretamente e perché, dal momento della loro prima richiesta a questo colloquio di restituzione. Rievocare le motivazioni che avevano esplicitamente dato ed eventuali richieste implicite emerse via via. Attenzione: non si tratta di ripetere la sintesi preparata per la formulazione diagnostica (vedi 6.2.1), ma di esporre una specie di schematico promemoria del percorso seguito;
- una descrizione essenziale di quello che è emerso della natura delle difficoltà del paziente (cosa c'è che non va, con pochi ma significativi esempi concreti); se esiste una diagnosi darla, e spiegare cosa significa;
- cosa si ritiene indicato fare: invii, interventi (riabilitazione, terapia ecc.), altre indicazioni (come per esempio la decisione di tenere sotto controllo la situazione, fissando appuntamenti per rivedere il paziente). Includere una spiegazione delle motivazioni (perché un intervento di questo tipo?) e illustrare i risultati attesi (lavorando in questo modo, la terapia proposta dovrebbe aiutarlo su questo e quest'altro piano). Negli invii è fortemente consigliato dare riferimenti concreti, per ridurre negli interlocutori eventuale ansia e senso di abbandono; e per assicurare all'invio una migliore possibilità di successo: nominativi dei professionisti a cui si invia, indirizzi e recapiti aggiornati e, se possibile, un accenno a cosa troveranno lì. Se si prevede di rivedere il paziente, vengono fissati gli appuntamenti di controllo. Comunque è importante che paziente e genitori sappiano chiaramente di avere in ogni momento la possibilità di ritornare: questa disponibilità da parte del medico deve essere dichiarata esplicitamente (vedi anche paragrafo 6.4).

Nel colloquio di restituzione, tanta insistenza sul parlare il più brevemente e chiaramente possibile (pur dicendo tutto il necessario) ha i suoi motivi: certo, occorre farsi capire, ma, soprattutto, è anche bene lasciare sufficiente tempo a domande e richieste di chiarimenti da parte dei genitori e/o del paziente. Si risponde cercando, come sempre, di essere chiari e concisi. Se il medico non è in grado di spiegarsi con un minimo di chiarezza, in termini semplici e adatti agli interlocutori, la cosa più probabile è che le sue idee sul caso con siano ancora veramente definite; idealmente sarebbe opportuno tornare a ragionarci, eventualmente prendendo il tempo di altri colloqui o chiedendo approfondimenti ben mirati.

Quando la situazione appare ancora incerta in uno o più aspetti, è possibile e consigliabile dirlo, chiarendo quali sono le tappe successive per definire la situazione (per esempio, un invio per approfondimento); il colloquio di restituzione non deve cercare a tutti i costi una diagnosi, ma deve comunicare le conclusioni di un procedimento clinico, la consultazione. Se le conclusioni sono incerte e necessitano di altri accertamenti, si dice spiegando perché.

Anche quando non si pensa di rivedere questo paziente e famiglia, è importante offrire loro una sintesi di ciò che è stato fatto, di come questo ha contribuito alla comprensione delle difficoltà del paziente; offendo un riconoscimento degli sforzi fatti da ciascuno per seguire la consultazione; e una risposta, per quanto possibile, al quesito che li ha portati.

Nella pratica, il colloquio di restituzione viene ampiamente preannunciato: già dal primo incontro sarà stato spiegato a genitori e paziente più o meno come si svolge la consultazione, compreso l'incontro conclusivo; e, al momento opportuno, vengono presi accordi per il colloquio di restituzione, sottolineando che sarà, appunto, conclusivo di questa fase del percorso clinico, e specificando chi è opportuno sia presente. Su questo punto il medico dovrà di nuovo decidere in base a vari elementi, quali l'età del paziente, la patologia e, più in generale, quanto emerso nel corso della consultazione. Per esempio: la presenza di un bambino di età prescolare molto rumoroso e dipendente potrebbe non consentire un colloquio di restituzione efficace con i genitori, mentre un altro bambino della stessa età, ma più autonomo nell'organizzarsi nel gioco, potrebbe benissimo esservi portato: si comunica al bambino quello che è possibile e nei termini adatti alla sua età, e quindi si interloquisce soprattutto con i genitori mentre gioca. Nel caso di un adolescente, si può concludere come si è cominciato, con un colloquio di restituzione a lui dedicato, seguito da un incontro con presenti i genitori. In generale, in ogni caso, se il paziente è, per età e condizioni (evolutive/psicopatologiche), in grado di comprendere ciò che gli si dice, è utile che assista, e che almeno una parte del colloquio di restituzione avvenga in presenza dell'intero nucleo familiare (paziente e genitori); la cosa lo riguarda molto direttamente e la presenza di tutti in qualche modo è un riconoscere le dinamiche familiari eventualmente causali, ma anche gli sforzi fatti da tutti per farci qualcosa, e in qualche modo mette le basi per la collaborazione futura ai fini della terapia/intervento/guarigione.

Ovviamente, le indicazioni del medico alla fine di una consultazione ambulatoriale sono varie quanto i possibili casi clinici. Alcuni esempi: rimandare a casa senza altre indicazioni un paziente che non ha davvero nulla (molto raro, se è arrivato fino a una consultazione specialistica); tenere sotto controllo una situazione sfumata e mobile, con degli appuntamenti successivi; indicare dei colloqui di counselling ai genitori; inviare il paziente per presa in carico terapeutica/riabilitativa; programmare interventi su altri piani, essenzialmente ambientali (per esempio a scuola).

In ogni caso, quale che siano le indicazioni, il colloquio di restituzione ha il compito essenziale di mediare la transizione, cioè di accompagnare virtualmente il paziente e i genitori nella terra di nessuno tra la fine della consultazione ambulatoriale e l'inizio della nuova presa in carico, dando valore all'intervento prossimo venturo, ma evitando che si sentano abbandonati. La cosa può semplicemente consistere nel dare chiare spiegazioni sull'invio consigliato, anche materialmente come avverrà, chi contattare ecc.; lasciando però aperta la possibilità e i mezzi materiali (numero di telefono della segreteria, per esempio) per venire ricontattati in futuro per qualsiasi loro nuova necessità.

Nel caso di invii per presa in carico in terapia o riabilitazione, sarebbe importante assicurarsi di ricevere un regolare feed-back dai colleghi e/o dalla struttura di destinazione su come sta progredendo il paziente; questo in molte realtà estere è parte del normale modo di procedere, e sarebbe bene insistere perché diventi la regola anche in Italia. Tra l'altro, permette al medico il ricontrollo critico delle proprie ipotesi di lavoro/ragionamento clinico; di contribuire al processo terapeutico, naturalmente non interferendo direttamente, ma con la propria conoscenza del caso, rendendosi disponibile ai colleghi ai quali potrebbe interessare la conoscenza del caso e il punto di vista di chi ha visto inizialmente il paziente; e permette di mantenere con i pazienti/genitori un certo grado di continuità dando l'idea di coesione della presa in carico clinica, il che è sempre positivo. Al contrario, purtroppo, spesso negli invii possono emergere difficoltà per via di una non uniformità di vedute nei vari servizi, per mancanza di coordinazione e anche talora per via di quella che probabilmente è una svalutazione più o meno inconscia del lavoro altrui, accompagnata talora da una sorta di desiderio di onnipotenza clinica. Per citare un esempio tratto dalla realtà: al termine di una consultazione ambulatoriale un bambino in grave difficoltà viene inviato al servizio di psicologia interno alla stessa struttura per una urgente presa in carico psicoterapeutica, dichiaratamente di loro competenza (l'invio viene motivato e sostenuto dettagliatamente). Ma lì il paziente, dopo aver aspettato mesi per avere un appuntamento, viene per prima cosa sottoposto a una nuova, lunga procedura diagnostica, svalutando tutto il lavoro fatto in precedenza e, cosa più grave, lasciandolo in sospeso nel suo disagio psichico e facendogli perdere tempo prezioso. Quando manca un onesto scambio di vedute, quando non vi è comunicazione e rispetto tra servizi o tra professionisti, quando manca il consenso su ruoli rispettivi, obiettivi e procedure, questo genere di gravi incidenti di percorso è purtroppo frequente.

6.4   La consultazione ambulatoriale come consultazione terapeutica

In psichiatria dell'età evolutiva (come ovunque in medicina, peraltro, ora più, ora meno) la separazione di fase diagnostica e fase terapeutica non è mai assoluta; ogni comunicazione con il paziente ha in sé una quota di terapia e, potenzialmente, il processo terapeutico inizia già dalla prima visita. La consultazione ambulatoriale consiste in effetti in uno spazio e un tempo dedicati a paziente, alle difficoltà per cui viene portato, e alla famiglia immediata, in genere i genitori; già questo fatto gli dà una funzione di contenere le loro difficoltà e sostenere i processi autonomi di risoluzione o guarigione (Lewis, 1996; Winnicott, 1971).

Nella consultazione diagnostica, nonostante il fatto che gli obiettivi espliciti siano di diagnosi e orientamento, e che metodiche e procedure debbano essere rivolte a questi obiettivi, si crea comunque una situazione particolare che rende possibile (e in una certa misura inevitabile) a chi partecipa (paziente/genitori/altri) un lavoro interiore, più o meno consapevole e più o meno efficace, di presa di coscienza della reale natura delle difficoltà per cui sono venuti; ma anche, di attivazione delle risorse interiori eventualmente disponibili, per far fronte alle difficoltà.

La consultazione ambulatoriale ha una struttura aperta, con una serie di incontri limitata, ma non rigida, e l'esplicita disponibilità a nuovi contatti dopo la sua conclusione. Questo offre uno spazio flessibile ove viene accolto il problema o quesito, viene affrontato e data una risposta; ma viene anche lasciato spazio alle potenzialità dei presenti. La possibilità di ritornare (appuntamenti già fissati o disponibilità esplicita a essere ricontattati) amplia questo spazio dando a paziente e genitori modo di lavorare sulle loro difficoltà il problema nei tempi a loro più congeniali, sentendosi però accompagnati.

In un certo numero di situazioni, questo si rivela sufficiente a mobilitare le risorse nel senso di una "guarigione"; cioè vi è una risoluzione delle difficoltà per migliore integrazione nell'equilibrio familiare/ambientale, oltre che per attivazione dei meccanismi personali di compensazione/integrazione. In altri casi, la consultazione ambulatoriale sarà solo l'inizio di un percorso clinico più lungo, con percorsi di terapia, per esempio, o cicli riabilitativi; ma qualcosa si sarà comunque messo in moto già in questa fase iniziale, e potenzialmente un primo passo sarà stato fatto.

Per numerosi pazienti e le loro famiglie la consultazione ambulatoriale può essere la sola opportunità che avranno mai di essere visti da uno specialista di salute mentale in età evolutiva. È una ragione di più per non sottovalutare, e per sfruttare pienamente, questo potenziale terapeutico "secondario" della consultazione ambulatoriale.

Bibliografia

American Psychiatric Association - APA (2000) DSM-IV-TR: Diagnostic and statistical manual of mental disorders, 4th edn, Text revision. American Psychiatric Press

Benning T, Broadhurst M (2007) The long case is dead-long live the long case. Psychiatr Bull 31:441-442

Bollea G (1980) Compendio di neuropsichiatria infantile. Borla, Roma

Braconnier A (2002) La consultation therapeutique en adolescence. Cours de psychopathologie de l'adolescent, année 2002-2003. Appunti personali

Eminson M (2005) Assessment in child and adolescent psychiatry. In: Gowers SG (ed) Seminars in child and adolescent psychiatry. Royal College of Psychiatrists, London

Gelder MG, Lopez-Ibor JJ, Andreasen NC (2000) The New Oxford textbook of psychiatry. Oxford University Press, New York, pp 73-74

Henderson SW, Martin A (2007) Formulation and integration. In: Martin A, Volkmar FR (eds) Lewis's child and adolescent psychiatry: a comprehensive textbook, 4th edn. Lippincott Williams & Wilkins, Baltimore, pp 377-383

Kuruvilla K, Kuruvilla A (2010) Diagnostic formulation. Indian J Psychiatry 52:78-82. http://www.indianjpsychiatry.org/text.asp?2010/52/1/78/58905

Lewis M (1996) Psychiatric assessemnt of infants, children and adolescents. In: Lewis M (ed) Child and adolescent psychiatry: a comprehensive textbook. Williams & Wilkins, Baltimore

Mazet P, Houzel D (1999) Psychiatrie de l'enfant et de l'adolescent. Maloine, Paris

McCarthy M, Abenojar J, Anders TF (2009) Child and adolescent psychiatry for the future: challenges and opportunities. Psychiatr Clin North Am 32:213-226

Mezzich JE (2002) Comprehensive diagnosis: a conceptual basis for future diagnostic systems. Psychopathology 35:162-165

Shapiro T (1989) The psychodynamic formulation in child and adolescent psychiatry. J Am Acad Child Adolesc Psychiatry 28:675-680

Sims A, Curran S (2001) On diagnostic formulation. In: Henn F, Sartorius N, Helmchen H, Lauter H (eds) Contemporary psychiatry, vol. 1. Springer Verlag, Berlin, p 110

Rutter M (2011) Research review: child psychiatric diagnosis and classification: concepts, findings, challenges and potentials. J Child Psychol Psychiatry 52:647-660

Rutter M, Taylor E (2011) Clinical assessment and diagnostic formulation. In: Rutter M, Bishop D,

Pine D et al (eds) Rutter's child and adolescent psychiatry, 5th edn. Wiley-Blackwell, London

Tyrer S (2007) Non mors praematura: Commentary on... The long case is dead. Psychiatric Bulletin 31:447-449

Winnicott, DW (1971) Therapeutic consultations in child psychiatry. Hogarth Press, London; the Inst. of Psichoanalysis, Basic Books, New York

World Health Organization – WHO (2010) The ICD-10 Classification of Mental and Behavioural Disorders. WHO, Ginevra

Zheng Y (2011) Commentary: the new diagnosis and classification of child mental disorders – reflections on Rutter (2011). J Child Psychol Psychiatry 52:667-668

Appendice

V. Ivancich, *L'ambulatorio in psichiatria dell'età evolutiva*,
DOI: 10.1007/978-88-470-2703-9_7, © Springer-Verlag Italia 2012

L'ambulatorio reale (un esempio concreto): un ambulatorio di psichiatria dell'età evolutiva presso una struttura ospedaliera con funzioni didattiche e di ricerca, collegata a un'università

Descrizione e funzionamento dell'ambulatorio (Fig. 1)

Viene qui descritto un ambulatorio di psichiatria dell'età evolutiva, attivo alcuni anni fa, presso una struttura ospedaliera con funzioni didattiche e di ricerca, collegata a un'università. Questo esempio reale viene fornito con lo scopo di analizzare i punti forti di un ambulatorio e alcune cause di malfunzionamento. La descrizione si riferisce al passato; da allora molte cose sono cambiate, in meglio e in peggio.

L'ambulatorio di psichiatria dell'età evolutiva (APEE) è un servizio di consultazione ambulatoriale organizzato da una delle tre unità didattico-cliniche che costituiscono la struttura ospedaliera ed è stato ideato come porta d'accesso ai servizi e ai day hospital attinenti a quella unità. Si occupa di ogni tipologia di problematiche psicopatologiche in pazienti di età evolutiva, fino alla preadolescenza; vi afferiscono richieste molto varie, provenienti direttamente dal pubblico (spesso su segnalazione della scuola o del medico curante) o talora da altri servizi interni al dipartimento.

Il personale comprende un certo numero, variabile negli anni, di medici e altre figure professionali: un capo servizio nella persona di un medico specialista assunto a tempo indeterminato, affiancato da un numero in genere minimo (1-2) di altri medici specialisti con varie posizioni contrattuali (quasi invariabilmente precarie), ma raramente presenti full-time perché impegnati in altre mansioni; a questi si aggiungono alcuni specialisti in formazione i quali, in ultima analisi, svolgono buona parte del lavoro, ufficialmente sotto la supervisione del capo servizio. Si aggiunge personale tecnico, formato alle valutazioni, nella figura di terapisti della riabilitazione specializzati nell'età evolutiva. Non vi è stabilmente personale di segreteria, né personale ausiliario dedicato all'ambulatorio.

L'ambulatorio ha operato da locali che sono più volte cambiati nel corso dei suoi anni di attività; per un ambulatorio con elevato numero di richieste e quindi con un volume di attività importante, era costante la carenza di spazi, con conseguenze limitanti sulle possibilità di fissare appuntamenti; spesso, inoltre, vi era una certa dislocazione spaziale, con stanze per le visite distanti tra loro e dalla sala d'attesa.

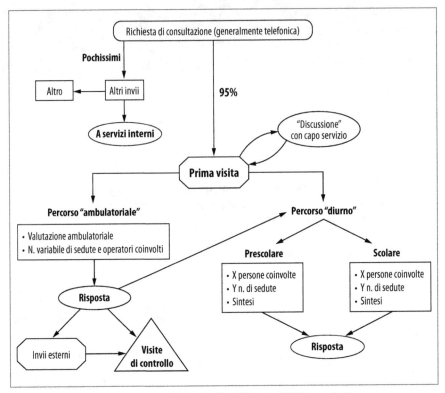

Fig. 1 Diagramma di flusso dell'ambulatorio di psichiatria dell'età evolutiva

L'obiettivo di questo ambulatorio, a quanto sembra, è di costituire una porta d'accesso ai servizi e day hospital attinenti all'unità didattico-clinica cui entrambi appartengono, attraverso l'accoglienza delle richieste iniziali e il loro filtro, la proposta di un primo appuntamento (una prima visita nel corso della quale viene raccolta l'anamnesi ed effettuata una prima, sommaria osservazione del paziente) e quindi degli appuntamenti successivi ritenuti necessari. Giunti a un'ipotesi di massima circa la possibile diagnosi o la natura delle difficoltà del paziente, viene operato un orientamento verso vari possibili percorsi di presa in carico. Questi, all'atto pratico, sono essenzialmente due. Un primo percorso si potrebbe definire "ambulatoriale": valutazioni e altri approfondimenti continuano a svolgersi nel contesto dell'ambulatorio, dal suo personale e nei suoi locali, fino al colloquio conclusivo in cui viene comunicata una risposta, o diagnosi, vengono discusse le relative implicazioni e descritti i passi successivi più indicati (invii esterni ai servizi territoriali per terapia e altra presa in carico, per esempio, ma non solo). Il secondo percorso di presa in carico fa ricorso a servizi di day hospital interni alla struttura ospedaliera: il paziente, con una difficoltà la cui natura diviene presto chiara, molto presto dopo la prima visita viene direttamente indirizzato al servizio di ospedale diurno che appare più pertinente, presso il quale vengono effettuati percorsi valutativi approfonditi e viene al termine fornita una diagnosi molto ben documentata. C'è da dire che tali ospedali diurni hanno ciascuno la propria trafila di ammissione, senza corsie preferenziali per pazienti "interni" o per quelli provenienti dall'APEE; il che significa che un paziente, se pure inviato dall'ambulatorio, deve comunque inserirsi in una lista di attesa comune, attendere il liberarsi di un posto e così via; venendo in effetti trattato come se dall'ambulatorio non fosse mai passato. Entrambi i percorsi (ambulatoriale e day hospital) svolgono unicamente un'attività clinica di valutazione ai fini della diagnosi, con al limite delle visite di controllo per follow-up; per la presa in carico riabilitativa o terapeutica il paziente deve essere inviato al di fuori della struttura ospedaliera, presso un'unità di sanità pubblica a livello locale. Solo in pochi day hospital interni è prevista una forma di presa in carico riabilitativa/terapeutica.

Critica ragionata: pregi e difetti dell'APEE

L'APEE, nella misura in cui opera come ambulatorio, svolge piuttosto bene le sue funzioni cliniche: accoglie un ampio ventaglio di problematiche, prendendole in carico dalla prima visita al colloquio di restituzione e oltre, fornendo orientamento diagnostico, indicazioni per la terapia o riabilitazione, oltre a counselling ai genitori e alla scuola, e visite di controllo quando opportune. Fornisce quindi una risposta abbastanza valida a una domanda, bisogna dire massiccia, del pubblico alla ricerca di consulenza specialistica in questo settore: le unità sanitarie pubbliche a livello locale, in questa zona geografica, sembrano spesso perennemente sovraccariche e non in grado di fornire un servizio adeguato alla domanda. Occorre anche sottolineare la buona qualità clinica dell'operato dell'APEE: ogni fase del percorso clinico del paziente viene svolta da personale qualificato, in maniera tarata alle necessità del caso, ma sempre abbastanza accurata ed esauriente; il paziente ne esce con una cartella estremamente ben documentata. Inoltre, nonostante le pecche che saranno illustrate in seguito, la qualità didattica della procedura ambulatoriale rimane discreta; il che, per un servizio interno a una struttura pubblica, non è male.

Tuttavia, si tratta di un servizio in effetti ambulatoriale, ma non propriamente generale, né veramente di primo livello: dato che l'APEE è di pertinenza di un'unità didattico-clinica, interna alla struttura ospedaliera, caratterizzata da un indirizzo teorico, e quindi da un'area di competenza, più o meno ufficiali, le richieste arrivano perlopiù dopo un primo passaggio attraverso un centralino o presso altri servizi interni alla struttura; questi operano già una loro selezione sulla base di criteri dubbi e comunque non condivisi. Quindi l'APEE è un ambulatorio di primo livello (ne ha le funzioni cliniche e si occupa di richieste dalla tipologia molto varia) e al tempo stesso non lo è (le richieste sono già filtrate). Peraltro, non costituisce una sistematica porta d'accesso ai servizi di livello successivo (day hospital, per esempio), i quali hanno ognuno un proprio sistema di ammissione. Nei vari servizi in cui un paziente viene successivamente preso in carico, inoltre, vengono spesso ripetuti atti valutativi e clinici di valenza simile, con conseguente spreco di risorse. Questo sembra avvenire soprattutto a causa dell'assenza di una reale coordinazione tra servizi e di un riconoscimento delle rispettive competenze.

Un'analisi più dettagliata dei punti dolenti può servire da sostegno a una discussione costruttiva, ai fini di comprendere ciò che limita il buon funzionamento di tale sistema. La prima critica riguarda in realtà il funzionamento della struttura nel suo insieme. La divisione in tre unità didattico-cliniche, ognuna con un "proprio" orientamento teorico, più o meno ufficiale, ha in effetti frammentato la struttura in tre poli con pochissima comunicazione tra di loro. La presenza di unità didattico-cliniche dedicate ciascuna a un diverso approccio alla patologia neurologica e psichiatrica dell'età evolutiva sulla carta potrebbe apparire come una lodevole razionalizzazione: che uno si specializzi in un approccio e uno in un altro è una strategia difendibile, e i pazienti andranno inviati di volta in volta a chi se ne può occupare meglio, caso per caso. Un bambino con una sintomatologia epilettica andrà all'unità più "neurologica", un adolescente con crisi d'ansia all'unità con approccio psicodinamico e un bambino con difficoltà scolastiche associate a sintomatologia depressiva, sarà visitato presso un'unità con competenze appropriate di psicopatologia e neuropsicologia dello sviluppo. Questo però può funzionare se: a) c'è rispetto e riconoscimento delle competenze e delle specificità di ognuno in un clima di aperta discussione e condivisione, con frequenti e obbligatori incontri di discussione clinica comuni alle diverse unità; e b) se esiste un sistema generale, unitario, di accoglienza, screening e "smistamento" delle richieste, e un accordo sulle procedure. Invece, almeno negli anni di cui si parla, la situazione pareva quella di tre isole di attività clinica e didattica praticamente indipendenti, ognuna con i propri servizi, i propri ambulatori, i propri ospedali diurni e i propri sistemi di accoglienza e selezione. In passato, presso questa stessa struttura, era attivo un ambulatorio generale come servizio di primo livello (accoglienza e orientamento diagnostico di tutte le richieste di consultazione) al cui funzionamento contribuiva a turno tutto il personale medico specialistico, a cominciare dai più esperti; ma negli anni a cui si riferisce questa descrizione è stato eliminato (verrà successivamente ricostituito). Perciò, all'atto pratico, le richieste che arrivano al centralino della struttura, perlopiù via telefono, vengono smistate tra i vari servizi da personale assolutamente non formato a questo scopo (spesso i vigilantes della portineria) e perciò in maniera approssimativa e senza criteri validi. L'assenza di un'efficace leadership comune, di comunicazioni tra le diverse unità interne, di un vero consenso su procedure e ambiti di competenza, la scomparsa delle indispensabili discussioni di casi clinici comuni a tutta la struttura, ha creato una situazione di parcellizzazione della disciplina, in cui ogni unità didattico-clinica in pratica funziona in maniera autonoma e autoreferenziale. Chiaramente, in una situazione simile il rischio è che un paziente finisca in un servizio non adatto, non ideale nel suo caso (per mancanza di un sistema di "smistamento" della richiesta efficace e condiviso, e qualche volta per caso); se ci finisce, il rischio è che non vi sia la larghezza di vedute e la capacità di accorgersene e porre rimedio. Inoltre è un sistema poco efficiente, dalle molte ridondanze e in cui, soprattutto, viene persa l'opportunità per un arricchimento reciproco offerta dalla specificità dei vari orientamenti, con ripercussioni anche sul piano didattico (specialisti formati su un unico approccio alla disciplina che professano, con una mera infarinatura, quando va bene, delle altre prospettive).

Altro aspetto criticabile della struttura nel suo insieme, perché parrebbe non sfruttare appieno le sue competenze specifiche, è il suo relativo isolamento rispetto all'università cui afferisce e in generale anche rispetto alla rete sanitaria territoriale. Inesistente il concetto di *liaison psychiatry*; rare le richieste di consulenza dal pronto soccorso generale della stessa struttura ospedaliera, o da quello pediatrico; sembra accadesse perché veniva da molti colleghi medici ignorata l'esistenza della struttura e misconosciuta la natura della specializzazione e le sue esatte competenze; tutto questo indice in primo luogo di una non efficace comunicazione.

Entrando nello specifico dell'APEE: il primo problema riguarda la ricezione delle richieste. Sulle difficoltà relative allo smistamento delle telefonate dirette al centralino, vedi sopra; in quanto all'ambulatorio, non ha praticamente mai avuto, salvo in una parentesi breve e felice, personale di segreteria o altro stabilmente dedicato alla ricezione delle richieste di appuntamento, perlopiù telefoniche. Al telefono risponde in genere chi capita (in alcuni periodi sono stati organizzati dei turni "di segreteria" del personale medico, togliendo tempo alla clinica); viene compilata una scheda di richiesta e un medico deve poi richiamare il paziente (che spesso si dimostra difficile da reperire) per fissare un appuntamento. Perciò sulle richieste in arrivo è difficile operare un primo filtro in maniera sistematica e uniforme. Di conseguenza, quasi tutte le richieste ricevono comunque un appuntamento per prima visita, per *default* per così dire, ingolfando un'agenda già carica, appiattendo le specificità del servizio (un servizio specialistico definito "di eccellenza" si trova a funzionare come un'unità sanitaria locale) e allungando i tempi di attesa.

Secondo, l'efficacia dell'ambulatorio in termini clinici e didattici viene indebolita da varie pratiche, per esempio l'assenza, per medici e operatori, di sistematiche discussioni dei casi clinici comuni a tutti e lo scoraggiamento della critica costruttiva. È vero che il servizio è sovraccarico e che manca tempo e personale; ma, come in altri casi, l'errore pare essere stato quello di adattare il servizio (riducendo specificità e qualità) a una richiesta massiccia ma aspecifica, invece di insistere sui requisiti essenziali per svolgere bene il servizio, e adattare la richiesta, filtrandola meglio. Assieme a questo, la prassi di dover riferire sistematicamente ogni prima visita al capo servizio e aspettare istruzioni sul da farsi, comprensibile quando a eseguire le prime visite sono i giovani specialisti in formazione, finisce però, se il caposervizio non delega, con il sovraccaricarlo, col far perdere tempo ai sottoposti e ai pazienti; ma soprattutto, non incoraggia i più esperti a prendere decisioni autonome, a motivarle e a difenderle.

Terzo, l'APEE tende a un eccessivo ricorso al percorso "day hospital" a discapito del percorso "ambulatoriale", anche dove sarebbe più adatto. Un paziente, al termine della visita ambulatoriale, riceve un'ipotesi diagnostica x; per ogni ulteriore valutazione lo si invia difilato al servizio interno di ospedale diurno più o meno corrispondente per settore di specializzazione. Ora, teoricamente, in una struttura ospedaliera con funzioni didattiche e di ricerca, collegata a un'università, i day hospital sono punte di diamante della clinica e della ricerca, unità di eccellenza destinate a patologie molto precise. Questo modo di procedere sovraccarica tali servizi di casi "banali", poco specifici. Qui varie cause: si possono ipotizzare, da parte dell'ambulatorio, un certo automatismo negli invii, accompagnato da una scarsa tolleranza a dilazionare un invio per il tempo che ci vuole a capire di che si tratta, forse una quota di sfiducia nelle competenze dell'ambulatorio (perfettamente in grado di effettuare valutazioni e colloqui, nei casi meno complessi), e alla disabitudine a prendere decisioni. Da parte dei vari ospedali diurni, la stessa difficoltà a operare un'efficace selezione e nell'accettare solo casi strettamente aderenti a criteri prestabiliti, concordati per esempio con gli ambulatori che "inviano", può aver concorso al problema. Purtroppo nell'ambito della sanità un rifiuto è molto difficile da trasmettere, anche se accompagnato da un reindirizzo della richiesta, perché subentra un desiderio di aiutare comunque la persona in difficoltà; ma la risposta a una carenza di servizi di base non può essere quella di ingolfare i servizi più specializzati, o gli operatori più volenterosi, perché ne soffrirebbero in primo luogo i pazienti.

Poi problemi interni, tra i vari servizi: la sopra citata poca comunicazione, l'assenza di procedure condivise, di discussioni comuni, genera ridondanze che sono uno spreco di tempo e risorse per tutti, e porta a confondere il paziente e la sua famiglia, con il rischio di una predita di fiducia. Il fatto che ogni servizio abbia la sua specificità e quindi il proprio modo di procedere può essere una ricchezza per la struttura nel suo insieme; ma solo se è possibile una sistematica condivisione, una discussione aperta che esponga procedure e obiettivi di ciascuno e che potrebbe mettere in evidenza incongruenze nelle procedure e "doppioni" (cose che si fanno da una parte e che non è necessario ripetere). Un paziente che è passato in ambulatorio, cui è stata fatta una valutazione, mettiamo cognitiva, viene inviato a un dato servizio; dove gli rifanno la valutazione cognitiva. Basterebbe averne discusso prima: decidere insieme che forma di valutazione cognitiva è accettabile per entrambi e farne una sola, all'inizio.

Infine, ma forse è la cosa più grave, il problema di "rete". Per "rete" si intende l'insieme dei servizi di sanità pubblica (medici e pediatri di base, ASL, unità ospedaliere, ospedali universitari; centri di riabilitazione e terapia ecc.) di un certo luogo, le loro specificità, le loro connessioni, i legami con il pubblico e con altri servizi pubblici (per esempio la scuola). Nella rete, teoricamente, ci sono specificità di ruoli e gerarchia: ci sono servizi di primo livello, a cui il pubblico accede più o meno direttamente, servizi via via più specializzati (nell'occuparsi di una data patologia, di una data procedura valutativa o diagnostica, di un determinato tipo di terapia), servizi con peculiarità ben determinate (per esempio unità cliniche in strutture di ricerca, unità residenziali per la presa in carico a lungo termine) o di eccellenza. I ruoli, le specifiche competenze di ogni nodo della rete, le connessioni (le comunicazioni tra nodi e le procedure per inviare un paziente da un nodo all'altro) dovrebbero essere stabiliti chiaramente, conosciuti a tutti, sistematicamente utilizzati. Nel caso in esame, per vari motivi (sovraccarico di lavoro e scarsità di personale, ma anche gestione non ottimale delle risorse effettivamente disponibili, e inoltre la lodevole, ma controproducente, tendenza a voler accogliere subito, senza nessuno screening, richieste di qualsiasi natura) molti di questi desiderata vengono meno. Perciò alcuni servizi di livello universitario, non operando uno screening delle richieste, non gerarchizzando fino in fondo le diverse unità (ambulatori, ospedali diurni, unità di ricovero), non insistendo sulle specificità di ruolo di ciascuno, finiscono col fare un tipo di lavoro che avrebbe dovuto essere svolto a livello di sanità pubblica locale, a danno dei pazienti con casi più complessi per i quali le risorse disponibili si riducono, e a danno della ricerca, per la quale non c'è più tempo.

Le difficoltà di comunicazione all'interno della rete sono un altro punto dolente: in pratica non vi è quasi nessun contatto con il medico di base o il pediatra che aveva inviato il caso, i contatti con la scuola per vari motivi risultavano spesso complicati (anche semplicemente per ragioni strutturali: difficile trovare al telefono gli insegnanti, molto impegnati in classe, difficile organizzare incontri per gli impegni di tutti) e, dopo che si era operato un invio, la pratica del feedback era pressoché sconosciuta. Inoltre le notizie sulle realtà presenti sul territorio per quanto riguarda riabilitazione, terapia ecc. sono poche e non sistematizzate (non esisteva, o quantomeno non è di dominio comune, un elenco ufficiale e sistematico delle realtà esistenti). Risultato: ridondanze e doppioni, perdite di informazioni, molta perdita di tempo, confusione del paziente, rischio di *dropout*.

Indice analitico